「がん」は止められる

指令物質をコントロールする医療革命

Ochiya Takahiro
落谷孝広

KAWADE夢新書

「がん」と共存できる未来が見えてきた――まえがき

2007年ごろから、エクソソームと呼ばれる、「細胞から放たれ、細胞どうし、臓器どうしで会話するメカニズム」を担う物質のはたらきが明らかになってきました。
エクソソームは血液をかけめぐる微細な物質で、従来は老廃物の一種と考えられていましたが、細胞間でさまざまな指令をやりとりする「メッセージ」であることがわかりました。

この発見が、なぜ大きなインパクトをもたらすのかというと、エクソソームが、がん転移のメカニズムに大きく関わっており、そのメッセージを逆手にとって利用することにより、がんの早期発見を実現したり、がんの転移を防いだりする道が開けたからです。

がんは、ずる賢い生物で、人体の免疫システムを巧妙にだまし、攻撃を逃れながら人体を侵《おか》していきます。しかも、現在主流のがんの治療法は、手術や抗がん剤など、QOL（生活の質）を落とす可能性が高く、実にやっかいです。

しかし、エクソソームの研究により、謎が多かったがんの振る舞いの解明が大いに前進し、QOLを落とさない治療法の確立が期待できるのです。がんになっても、転移さえ確実に防げるのであれば、さほど恐れることはありません。がんを叩くためのつらい治療をせずとも、がんと共存する生き方ができるのです。

それだけではありません。エクソソームの解明・応用により、日本人の死因の上位を占める心疾患やＣＯＰＤ（喫煙者に多く発症する肺疾患）の治療にも大きな前進をもたらすと見込まれているのです。また、美容や健康など、さまざまな分野に波及していくことはまちがいなく、すでに私は、そうしたプロジェクトのいくつかに関わっています。

エクソソームの研究は、人体のしくみの解明であり、究極的には、生命進化の謎にも関わってくると考えています。

話が広がりすぎてしまいましたが、本書では、このエクソソームについて、がんのメカニズムの解明と、今後期待される、がん治療の革命的ともいえる展開に主眼をおいて、みなさんにわかりやすく、興味深く解説したいと思います。

医学研究におけるがんとの闘いの最前線を通して、人体の不可思議な世界と、科学の進展がもたらす輝かしい未来について、読者の皆さんにさらなる興味をもっていただければ幸いです。

落谷孝広

「がん」は止められる　目次

1章　血流で運ばれる「指令物質」発見の衝撃！

2章　なぜ「がん」は転移するか、謎をつきとめた

3章 エクソソーム研究ががん治療を根本から変える

4章 心臓、脳血管、肺炎、糖尿…死因上位の病気を克服する

5章 エクソソームを豊富に含む食品で健康を守る

終章 医療に革新をもたらし生命へのアプローチも変わる

装幀◉こやまたかこ
図版作成◉新井トレス研究所

1章 血流で運ばれる「指令物質」発見の衝撃！

「がん」の克服を目指して

2020年、新型コロナウイルスが感染爆発を起こしました。現時点（2020年7月）で、世界での死者は60万人、感染者は1600万人を超え、出口はまだ見えていないという厳しい状況です。

新型コロナウイルスが人々を震撼《しんかん》させる理由の一つに、いまだ有効な治療方法が見つかっていない、という事実があります。感染すれば、死に至る可能性がある。しかし、どうしたら治るのかわからない。だから、人々はコロナに感染することを恐れます。

文明も科学も発達し、人類はすべてに勝った、生物の頂点に立ったと思い込んでいたけれど、実はまだ勝てない敵がいるという事実を思い知らされた――それがまさに、コロナの衝撃といえるかもしれません。

しかし冷静に現実を見てみれば、人類にはまだまだ勝てない敵はいくらでもいます。がんもその一つです。

医療の歴史を通して、がんは、人間にとって「最も恐るべき疾患」といってもよいでしょう。日本国内に限ってみても、毎年30万人以上ががんで亡くなっています。治療法がない、というわけではなく、外科的手術、抗がん剤、放射線治療など標準的な治療方法は確立されています。それでも、がんで亡くなる方は後を絶たないのです。

がんを克服すること、がんの完全な治療法を見つけること、それは大げさにいえば、人類が抱える未解決の課題の一つではないでしょうか。そして、それは現代医療の大きな課題ともいえます。

私自身、医生物学者として長年にわたりがんの研究に携わり、その最先端につねに身を置いてきました。がん医療の現場で、多くの患者さんとがん治療の関わりを見てきました。

そのなかで、がんというものがいかにやっかいな難敵であるか、いつも改めて実感させられます。「がんという奴は、何て悪い奴なんだ。もともとは自分自身の細胞のはずなのに、どうして私たち人間をこんなひどい目に遭わせるのか」それは不思議に思うほどです。

がん治療のブレイクスルー

そのがんとの戦いに、いま、大きなブレイクスルーが訪れようとしています。がん診断、がん治療に革命が起ころうとしているのです。いや、もう革命は始まっているといえるでしょう。

がんを巡る長い研究の歴史において、これまでにも、抗がん剤の発見や免疫チェックポイント阻害薬の発見、超音波治療の開発など、いくつかの重要なブレイクスルーがありました。しかし、いま私自身が関わり、まさに目の前にあるこのブレイクスルーは、これまでのがん治療の概念を根底から変えてしまうかもしれない、そんな実感があります。

従来のがん治療は、抗がん剤、手術による切除、放射線治療、免疫療法など、いずれもがん細胞を叩くか、取り除くというものでした。しかし、今後のがん治療は「がんの転移を防ぐ」という方向にシフトしていくでしょう。それは、治療による人体への負荷が大幅に小さくなることを意味しています。

また、従来の腫瘍マーカーよりはるかに正確に、血液1滴からがんを早期発見することができるようになりつつあります。

がんだけではありません。すべての疾患の治療も、これから大きく変わるだろうと思います。

さらに、若干の妄想を含めていわせてもらうならば、私たち人間はもちろん、動物や植物、果ては微小なバクテリアの世界まで、あらゆる生命活動の理解を、根底から塗り替えてしまう可能性だってあるのです。

その鍵を握る物質が「エクソソーム」です。

謎の物質「エクソソーム」の正体

エクソソームとは、いったいどのようなものなのか。それをまず理解していただくことが、これからご説明する新しい医療、新しい生命観への入り口となるでしょう。

エクソソームとは、細胞から放出される泡のようなものだとイメージしてください。大きさは、直径約100ナノメートル前後。1㎜の1万分の1ほどのごく小さな小胞《しょうほう》です。細胞から放出される小胞は総称して「細胞外小胞」と呼ばれ、エクソソームはそのなかの一つです。泡のような小胞なので、外側に膜があり、なかにはもとの細胞に由来する何種

カプセルのようなエクソソーム

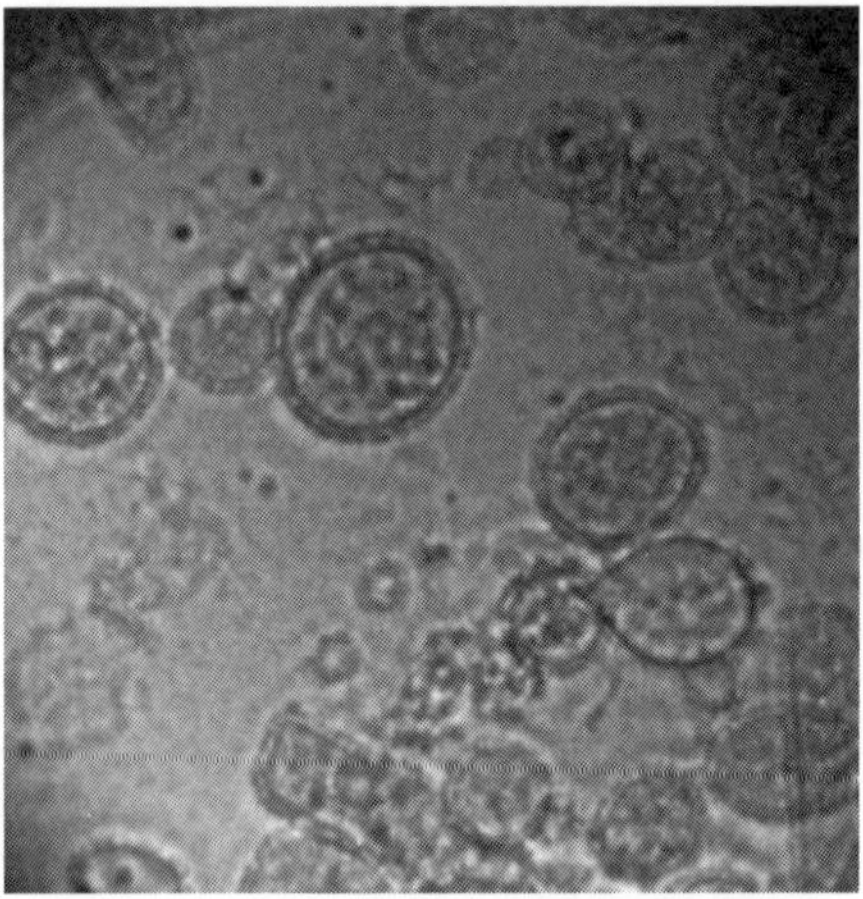

（落谷研究室）

類かの物質が詰め込まれています。つまり、カプセルのようなものです。このなかに、何が詰め込まれているのかが重要なのですが、それは後で説明することにしましょう。

エクソソームは、私たちの体のなかのあらゆる細胞から放出され、体液とともに私たちの体のなかを巡っています。最新の電子顕微鏡や粒子計測装置を使って調べてみると、血液1ccのなかに、およそ50億〜100億個のエクソソームが含まれていることがわかります。

エクソソームは、血液だけではなく、涙《るい》液《えき》、唾液《だえき》、精液などにも含まれています。たとえば、妊娠中のお母さんの羊水《ようすい》、赤ちゃんにあたえる母乳などにも、エクソソームが含まれていることがたしかめられています。

この「エクソソーム」という言葉、残念ながらまだあまり広くは知られていません。本書で初めて知った、という方もいらっしゃるでしょう。実は、このエクソソームが大きく注目されるようになったのは比較的最近、2007年ごろのことです。

ですから、その役割や振る舞いについて、まだよくわかっていないこともたくさんあります。しかしその一方で、その重要性が認識されてからは、われわれを含めた複数のチームが競って研究を進め、次々と新しい事実が解明されています。そのなかには、われわれ医学研究者が「おぉ！」と驚くようなこともたくさんあったのです。

こうして次第に明らかになってきたさまざまな事実を総合すると、どうやら、このエクソソームという物質は、ある種のコミュニケーションツールであると理解することができそうです。そして、まさにその点こそが、いままでの医学の常識を刷新するかもしれないポイントなのです。

人体のなかで指令を出すのは、脳だけではなかった

細胞が放出する〝小さなカプセル〟が、コミュニケーションツールである、とはどういうことでしょう。

それは、こんなしくみです。

エクソソームは、細胞から放出され、血液の流れにのって、全身を巡ります。放出するときに、細胞はこのカプセルのなかに、〝メッセージが書かれたカード〟を入れて送り出します。エクソソームには、このメッセージの宛先が指定されていて、相手はこのメッセージを受け取ることができる。

概要を説明すると、こんな感じです。もう少し詳しい医学的な説明は後ほどすることにします。

〝メッセージが書かれたカード〟の中身には、マイクロＲＮＡという物質があります。このマイクロＲＮＡは、相手の遺伝子にはたらきかけて、さまざまな行動を起こさせます。たとえば、

「代謝を促進せよ」

「血管をつくれ」

というようなことです。

このマイクロＲＮＡを使って、細胞は、離れた場所にある別の細胞に、こちらの意志を伝え、さまざまな仕事をしてもらっている、というのが、エクソソームによる細胞どうしのコミュニケーションのイメージです。

マイクロRNAの模式図

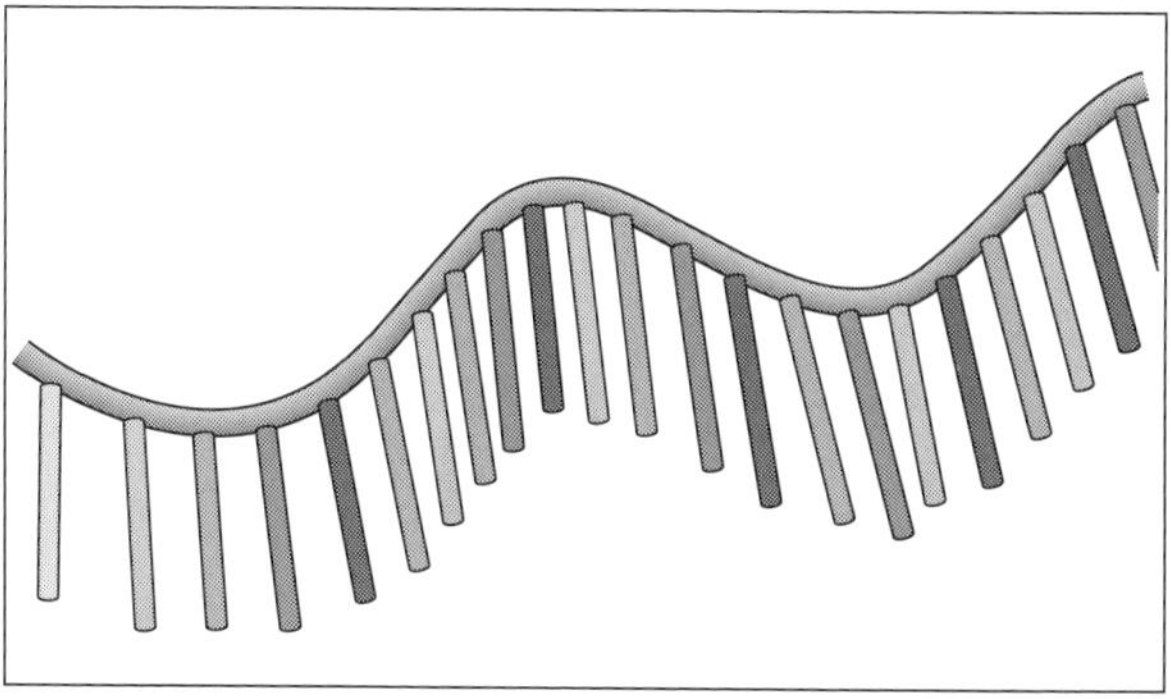

こうしたコミュニケーションは、さまざまな細胞間でおこなわれます。たとえば､肝臓の細胞から脳の細胞へ、あるいは、腎臓の細胞から甲状腺の細胞へ――。

細胞と細胞のコミュニケーションがおこなわれている、ということは、当然のことながら、その細胞が属する臓器、つまり肝臓と脳、腎臓と甲状腺という臓器間のコミュニケーションが、エクソソームを使っておこなわれているということでもあります。

私たちが、普段健康に生活できているのは、それぞれの臓器が互いに連携して、よりよい状態を保っているからです。たとえば、食べ物をたくさん食べすぎると、体は自然と代謝を高めてこれを消費しようとします。

これまでの常識では、こうしたコミュニケーションはすべて脳を介しておこなわれていると考えられていました。体のどこかから脳に信号がいき、脳がまたどこかに指令を出す。もちろん、それはそのとおりです。しかし、エクソソームの研究を通して、どうもそれだけではないということがわかってきました。

私たちの体が正常に機能し、健康な状態を保つために、細胞どうしが直接コミュニケーションをとりながら、それぞれの臓器を適切に動かしている。そのような仕組みが、生命活動を円滑《えんかつ》にするためにはたらいている、ということがわかってきたのです。

人間は「体液」を通してコミュニケーションしていた

さて、ここまでは私たちの体のなかのしくみの話です。エクソソームの面白いところは、さらにもう少し視点を広げて、個体間、つまり人と人とのコミュニケーションにも、どうやら関わっているらしいということなのです。

もちろん、人間には言語というコミュニケーションツールがあります。さらにジェスチャー、身振り手振りというものも、意志や情報を伝える手段になります。個人や生物種に特有のにおいもある意味でのコミュニケーションツールです。ところが、こうしたコミュニケーションとは別に、私たち自身が自覚しない形で、コミュニケーションをしている。つまり、体液のなかのエクソソームを交換することでコミュニケーションを図っているらしいということがわかってきました。

たとえば、お母さんが赤ちゃんにあたえる母乳、あるいはお腹のなかにいるときの羊水、また、場合によっては唾液や精液など、個体どうしが交換する体液のなかには、エクソソームが含まれています。そのエクソソームには、マイクロRNAが含まれていて、そこには何らかのメッセージが書き込まれています。それによって、相手の遺伝子に影響をあたえている。ここまではどうやら間違いありません。

さらに驚いたことに、エクソソームを使ったコミュニケーションは、細胞間、臓器間、人と人だけではなく、どうやら人間と、別の種の生き物、つまり人間以外の生物との間にも存在しているらしいのです。

たとえば、人間の体のなかにいる、別の種の〝生物〟に注目してみましょう。

人間の体を構成する細胞の数は、約37兆個であることがわかっています。私たちの体のなかには、この自分の細胞の数よりも多い〝別の種の生物〟がいます。バクテリアです。なかでも腸内細菌群は「フローラ」と呼ばれ、その花畑のように多彩なバクテリア群が、私たちの生命活動に大きく関わっていることがわかっています。その数は約38兆個。もちろん、一つ一つは人間の細胞より小さいので、全体のボリュームはわずかですが、数からすれば、人間を構成する細胞よりも多くの数の他種生物の細胞が体のなかで活動している、ということになります。

これらのバクテリアは、人間の腸のなかに棲み着いていて、消化活動を助けるなど、生命活動をサポートしている。いわば「共生」しているといえます。

このとき、バクテリアの細胞と私たちの細胞は、互いに影響を与え合っています。ここでも、エクソソームが何らかの役割を果たしている、と考えるのが自然でしょう。

また、私たちは経口《けいこう》、つまり口から食べる物を通しても、他の生物のエクソソームを摂取しています。私たちが日々口にする野菜や果物のなかにも、エクソソームと同様のものが存在していて、どうやらその様式も似ている、ということがわかっています。

私たちは、野菜や果物を食べることで、植物から発したエクソソームを受け取り、体のなかに摂り入れている、ということになります。このエクソソームもまた、体のなかで何らかのはたらきをしているはずで、これも一種のコミュニケーションといえるでしょう。つまりエクソソーム中のメッセージカードであるマイクロRNAも、生物種を超えて共通部分がありますので、こうしたメッセージも伝わるということになります。

植物は昆虫と会話している？

興味深いことに、エクソソームは植物と動物のコミュニケーションも媒介しているらしいのです。

マツノマダラカミキリ、別名「松食い虫」という昆虫がいます。体長8〜18㎜程度、松の樹皮に卵を産み、松の幹や枝のなかで内樹皮を食い荒らす害虫です。つまり、一生を松の木に取りついて過ごすわけです。

実はこのマツノマダラカミキリのゲノム（DNAの遺伝子情報、生物にとって必要な遺伝子の1セット）のなかには、松の木の遺伝子情報が含まれています。動物のゲノムに、植物の遺伝子情報が組み込まれている、これは驚くべきことで、「いったい、何でだろう」と思わずにはいられません。樹皮を食べている。樹液を吸っている。そのときに、松の木のエクソソームによって運ばれてきた遺伝情報が、この昆虫の遺伝子に組み込まれる、ということが考えられます。

これも一種の、エクソソームを介した植物と動物のコミュニケーションといえるのではないでしょうか。

このように、エクソソームは、私たちの身の回りのさまざまなところに存在しています。たとえば、サンゴや海藻などの海のなかの生物もたくさんのエクソソームを放出していて、私たちが食用にするもずくのなかにも、たくさんのエクソソームが含まれています。私たちは、食卓でもずくを食べることで、このエクソソームを摂取して、体の免疫力を高めるなどの〝よい影響〟を受けていると考えられるのです。

新型コロナウイルスもエクソソームを利用している？

しかし、身近に存在している、ということはよいことばかりではありません。たとえば、残念なことですが、新型コロナウイルス。ここにもどうやらエクソソームが使われていると考えられます。

ウイルスには、DNAウイルスとRNAウイルスの2種類がありますが、コロナウイルスはRNAウイルスです。これは、過去に猛威を振るったC型肝炎ウイルスなどと同じです。C型肝炎に感染すると、肝硬変を経て肝臓がんに罹患《りかん》します。肝硬変を経ずに、いきなり肝臓がんになる場合もあります。いずれにせよ、恐ろしいウイルスです。

このウイルスは、肝臓の細胞のなかに入り込んで、そこでRNAを転写することで増殖

新型コロナウイルス感染のしくみ

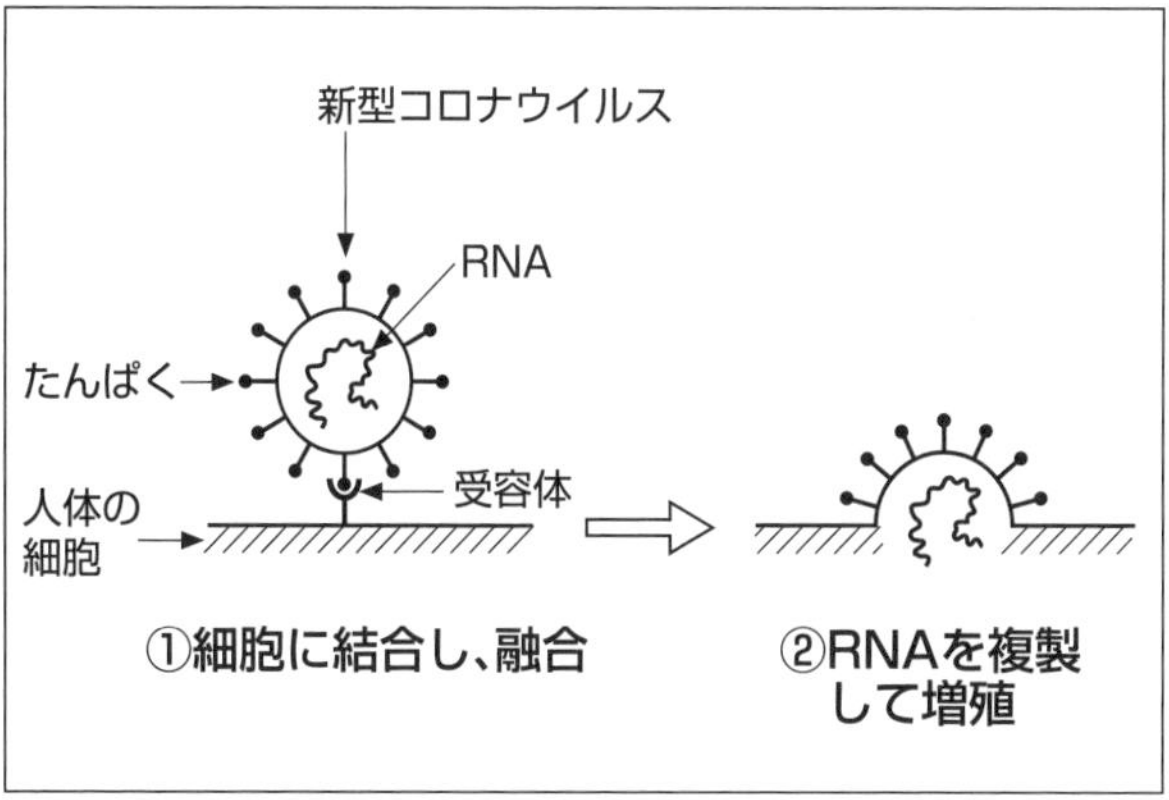

します（転写については2章でもう少し詳しく説明します）。転写されたＲＮＡが新たなＣ型肝炎ウイルスとなって、細胞から放出され、隣の細胞へ、そのまた隣の細胞へ、次々と伝播《でんぱ》していく、これがＲＮＡウイルスの増殖のしくみです。このときに、エクソソームが使われていることがわかっています。

　新型コロナウイルスも、多少の違いはありますが、同じＲＮＡウイルスなので、基本的なしくみは同じです。細胞のなかで自身のＲＮＡをコピーして、増えていく。そして人の体のなかでウイルスが増殖していく。このときに、まだ証明されていませんが、エクソソームが使われているだろうと容易に想像できます。なぜなら、同じＲＮＡウイルスであるＣ型肝炎ウイルスがそうだったからです。

　このように、私たちがもっている、あるいは昆虫などの他種の動物や植物ももっているエクソソームというしくみは、コミュニケーションツールとして、いろいろなかたちで利用されています。

たとえば、ウイルスにしてみれば、細胞がエクソソームを放出していることはとても都合がいいことです。これを利用して、次々と周囲の細胞に移っていくことができるからです。一つの細胞にとどまっていたのでは、その細胞が死んでしまったら、自分自身も死んでしまうでしょう。だから、ウイルスはとてもたくみなやり方で、自分自身の子孫を体のなかで増やしていく、そのためにエクソソームを利用しているのです。

新型コロナウイルスも、C型肝炎ウイルスも、B型肝炎ウイルスも、基本のしくみは同じです。さらにいえば、ヘルペスウイルスの一種であるEBウイルスなどもそうであることが確認されています。私たちの体のなかに普段からある物流システムであるエクソソームの存在をうまく利用することで、ウイルスは生体の監視機構からうまく逃れて広がっていくのかもしれませんね。ウイルスはとても賢い生命体なのです。

がん転移のカギを握るエクソソーム

このように、どうやらこのエクソソームというものは、意外と人間以外の生物にも利用されているということがわかってきました。そのなかでも、私たちに最も身近で、かつ、最も脅威である使われ方が、がんの転移なのです。

がんはもともと正常な細胞が変異したものです。さまざまなストレスや、ゲノムに傷がつくなどの理由で、正常な細胞が変化した、このがん細胞は、もとは私たちの体の細胞であるにもかかわらず、何か別の意志をもつ、別の存在であるかのように、患者さんの体のなかで増殖します。免疫細胞の攻撃を逃れて、体のなかでのさばっていきます。

このとき、もともとの正常な細胞が放出していたエクソソームというものがあるから、それを自分も利用してやろうと考えた。その利用の仕方が、恐るべきことに、どうやら「転移」ということだった——。このことを、われわれはこの10年の研究でようやく突き止めたのです。

2章 なぜ「がん」は転移するか、謎をつきとめた

そもそも、なぜがんは転移するのか

がんが転移をするときに、どのようにエクソソームを利用しているのか、その説明をする前に、まず「がんにとって転移とは何か」あるいは「がんはなぜ転移をするのか」ということについて、少し考えてみましょう。

まず、がんが発生します。最初に発生した部位のがんを「原発巣《げんぱつそう》」といいます。前述したとおり、正常な細胞が何らかのストレスや遺伝子の変異などを受けることで、がん細胞に変異したものです。

いったん発生したがんは、自分が生きやすいように、自分の周りの環境を整えようとし

がんが成長するイメージ

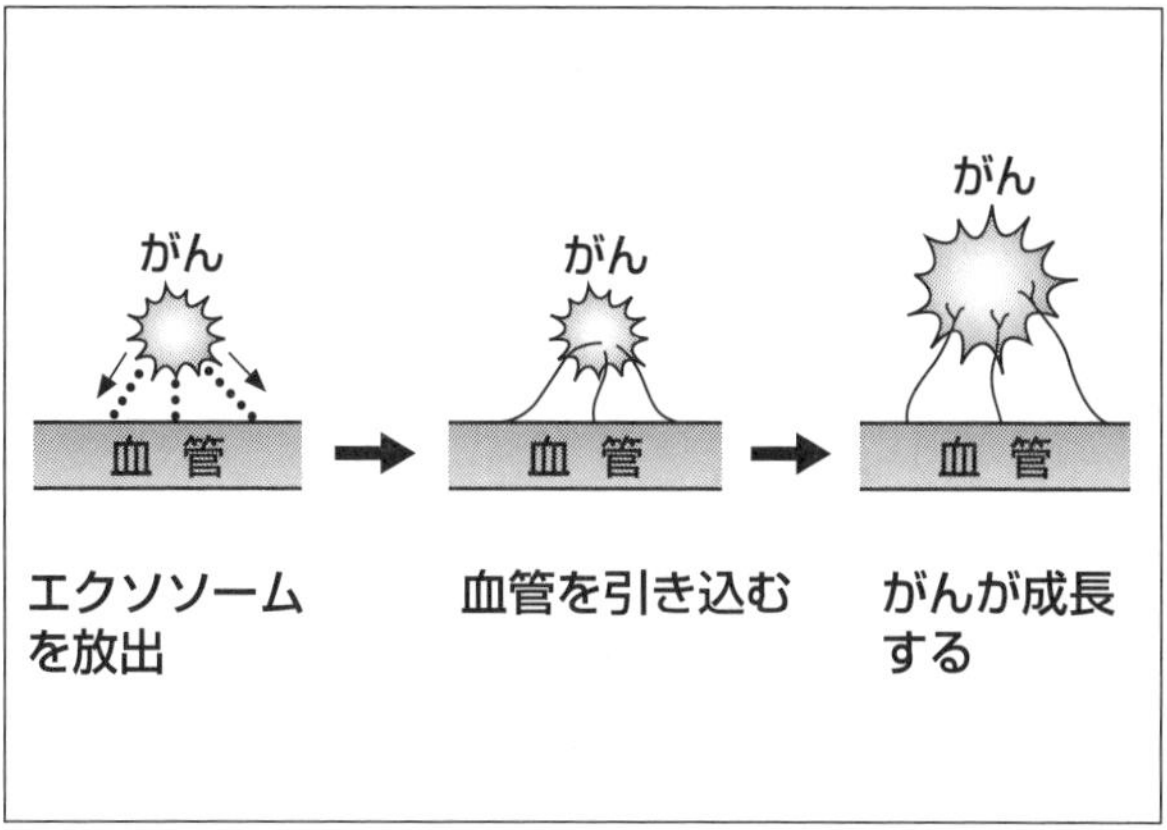

ます。まず、線《せん》維《い》芽《が》細胞、リンパ球など、さまざまな細胞を取り込んで自らがヒエラルキーのトップに君臨し、微小環境というコロニーを形成します。そして、周囲から血管を引き込んできて、そこから栄養を摂りはじめます。そうやってすくすくと大きくなります。

ところが、次第に大きくなると、こんどは血管がなかのほうまで届かなくなります。すると中心部が壊死《えし》しはじめます。自ら大きくなろうとするがために、自分にとって不利な状況を招いてしまう。これは、がんにとって宿命のようなものかもしれません。

大きくなることは、また別のリスクを招いてしまいます。宿主の免疫機能につかまってしまうのです。つまり、免疫細胞に発見され、攻撃を受けるようになります。あるいは、この患者さんが体調不良を訴えて病院にいくかもしれませんし、定期検診にいくかもしれない。そしてがんが見つかってしまった。そうなると、抗がん剤などの治療が始まります。これも、がんに対する攻撃になります。

　いずれにせよ、「このままではまずい！」とがんは考えます。ここに、このままいたのではやられてしまう。そこで新天地を求めて出ていこうとする、それが転移です。

　ですから、なぜがんは転移するのかというのは、生物学的には単純な解釈が可能で、子孫を残す、という本能のようなものなのだと考えることができるのです。生物は何であっても、自分の子孫を残そうとします。

　たとえば、花がミツバチに花粉を運んでもらって、別の場所で受粉する。これも一か所にとどまらず、散らばることでリスクを分散し、子孫を残しやすくする、生物の本能です。そのような本能が、私たちの細胞のなかにもある。そしてがん細胞にもなぜかある。むしろがんであるがゆえに、子孫を残そうという意欲が強いかのように、私には思えます。

　いずれにせよ、がん細胞は生き延びるために「転移」を考える。そのときに思いついたのが、そうだ、もともと細胞はエクソソームを出しているのだから、これを乗っ取ってやろう――。これが、がんのとった戦略なのです。

がん転移に使われるエクソソーム

転移を決意したがんは、周到に計画を進めます。

まず、血管を引き込みます。血管新生は、がんが必ず見せる振る舞いの一つです。前述したように、がんは組織が大きくなると中心部に血管が届きにくくなるので、血管を周囲から引き込んでくる必要があります。そして、その血管を、転移にも利用します。原発巣から剝離《はくり》したがん細胞は、引き込んだ毛細血管から大血管に入り込み、血流にのって他の臓器に移動するからです。

この血管新生に、がんはエクソソームを利用しています。

エクソソームに、「血管をこちらに伸ばせ」というメッセージを詰め込んで、周囲の血管細胞に向けて放出します。つまり、エクソソームを放って、血管を新生する遺伝子を発現するマイクロＲＮＡを送りつけます。そのメッセージを受け取った血管内皮細胞は、これを〝正常な細胞から届いたメッセージ〟と勘違いして、がん細胞に向かって血管を新生します。こうしてまんまと、がん細胞は新しい血管を手に入れ、毛細血管に入り込み、大血管に入って、別の臓器に移動します。これがまさに転移です。リンパ管転移でもおそら

免疫をかわす「がん」のイメージ

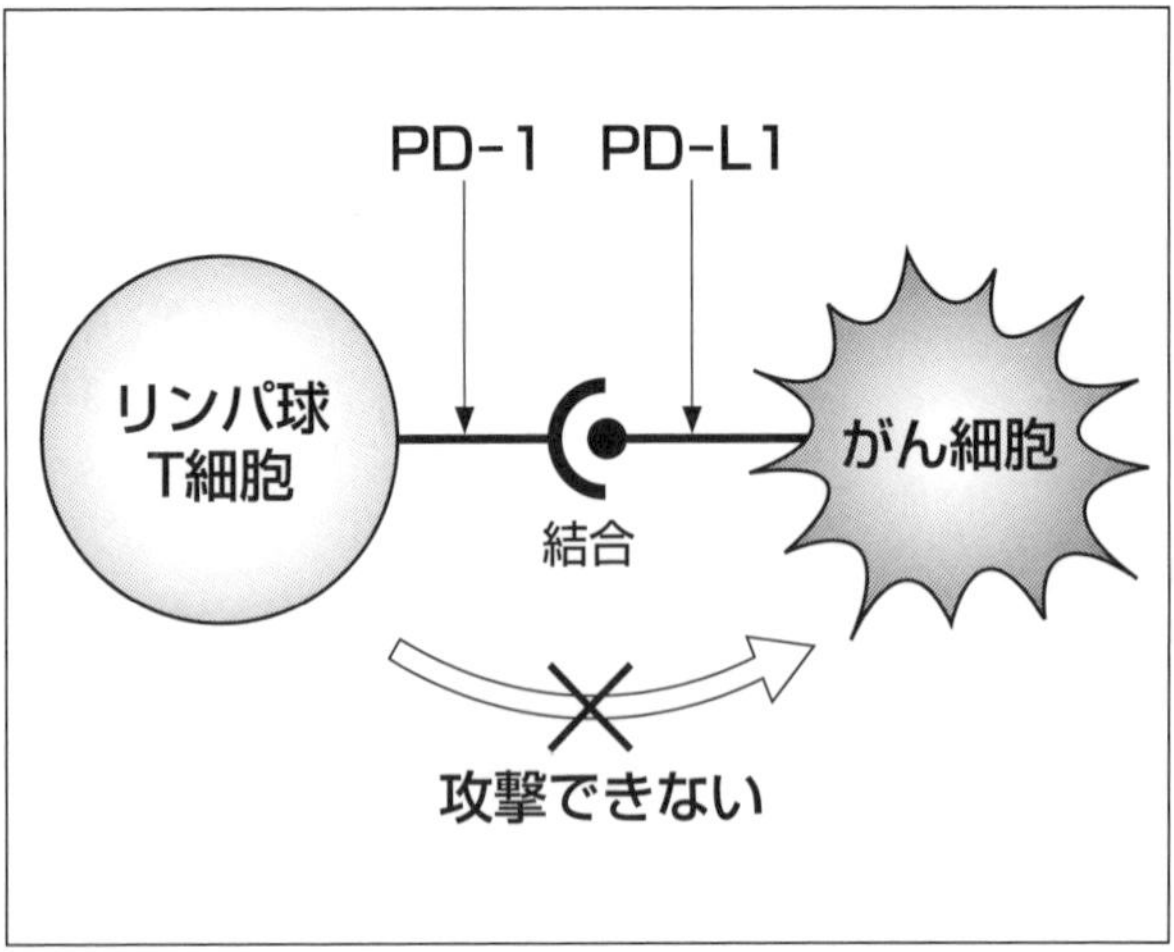

く同じことが起こっていると考えられます。

同時に、がん細胞は免疫細胞の攻撃をかわします。免疫細胞は、体内にある〝異物〟を検知すると直ちに攻撃をしかけます。がん細胞は、ある程度大きくなると、がん細胞に異物と判断され、攻撃の対象になります。

そこでがん細胞は、エクソソームに「自分は敵ではない。味方ですよ」というメッセージを託して、送り出します。

このしくみを少し詳しく書くと、こうです。免疫細胞であるT細胞ががん細胞を攻撃しようとして活性化すると、細胞の表面にＰＤ－１という受容体が発現します。このＰＤ－１は、標的細胞のＰＤ－Ｌ１という受容体と結合すると、攻撃を中止します。これは、味方を誤って攻撃してしまわないための安全装置です。

ところが、がん細胞はこのシステムを逆手にとり、エクソソームの表面にこのPD-L1を発現させて、放出するのです。このエクソソームを受け取ったT細胞は、がん細胞を味方だと判断し、攻撃をやめてしまいます。こうして、がん細胞は、エクソソームを使ってT細胞の攻撃をかわし、宿主の免疫機能をかいくぐることができるのです。

謎だった、がん転移の「お膳立て」現象

血管を引き込み、免疫機能をかいくぐったところで、もう一つ、転移のためにがん細胞が周到におこなう行動があります。

実は、がん細胞が実際に転移する前から、転移先の組織では、がん細胞が生存しやすいような環境が整備されているという現象が確認されていました。この環境を「前転移ニッチ」と呼び、線維芽細胞、血管、リンパ管などが変化し、がん細胞を受け入れる、いわばお膳立てがされているのです。

なぜ、がんが転移を開始する前から、転移先の臓器で転移に向けての変化が始まっているのか。この現象は、長年にわたってがん転移最大の謎といわれてきました。それがいま、

エクソソームという新たな発見のおかげで、ようやく解明されることになったのです。

がん細胞は、まず転移先の組織に向けて、エクソソームを放出します。転移先に着地したエクソソームは、そこで〝メッセージカード〟であるマイクロRNAを発動させ、がん細胞が定着しやすい環境をあらかじめつくっておきます。具体的にどのような環境をつくり出すのかは、転移する臓器によって異なり、また、医学的な専門用語が必要になるので、ここでは詳述しません。

一つ例を挙げておくと、乳がんが腹膜に転移する際、事前にエクソソームを送り込んで、あらかじめ腹膜に穴を開けて乳がん細胞が定着しやすいようにしておく、という機能が確認されています。

いずれにせよ、がん細胞はこのように環境を整えたうえで、後からやってくるがん細胞を誘導して、受け入れます。到着したがん細胞は、そこでやすやすと新たな活動拠点を手に入れるというわけです。

解明された「転移」のメカニズム

つまり、がん細胞はどうやらうまくエクソソームを使って、自分の生存を果たしている。

患者さんの体のなかで、自分自身の生き残りをかけて、エクソソームを戦略として使っている。それが、新しい転移の概念です。

がんの転移には、エクソソームが大きく関与している。その証拠に、エクソソームの分泌を止めると、転移が止まることが、マウスによる実験でわかっています。このことを、われわれのチームは、世界に先駆けて発見し、証明してきました。いま、がんにおけるエクソソームの役割を探る研究は世界で活発に進められています。世界中の有力な研究グループが、次々とこれを証明する新たな事実を発見しています。

転移に関するこれらの発見は、今後のがん研究にとっても、とても大きなブレイクスルーになるだろうと思っています。

なぜ「転移」を防ぐ薬はないのか

エクソソームが、コミュニケーションツールであり、がんの転移に大きく関与していることを、ここまでざっくりと説明してきました。ここではもう少しだけ詳しく、エクソソームのしくみについて触れながら、エクソソームが注目されるようになってから現在までの大きな流れについて書いてみたいと思います。

それは、必然的に私自身の研究の流れをたどることと重なることになります。

私は1993年ごろから、国立がんセンター研究所がん転移研究室というところで、がんの「転移」を研究していました。

われわれがんの研究者にとって「転移」は、つねに大きな課題でした。がんで亡くなる患者さんの約80%は、転移が原因です。がんとの戦いは、転移との戦いといっても過言ではありません。

私が転移の研究に力を入れている理由は、もう一つあります。

それは、転移を予防する薬というものがほとんどない、ということです。がんを治療する薬はあっても、転移を止める、あるいは抑える薬、というものはほとんど開発されていないのです。

私自身も医学研究を始めて間もないころ、それが不思議でした。しかし、次第に製薬の実際を知るようになると、すぐに答えは見えてきました。検証に時間がかかりすぎるのです。

がん原発巣の治療であれば、投薬を開始して、組織がどう変化するか、すぐに確かめることができます。しかし、転移、再発となるとそうはいきません。がんによっては1～2

年で再発することもありますが、多くのがんはもっと時間がかかります。乳がんなどは、転移しても5年、10年はおとなしくしていて、20年後、忘れたころに再発する、ということもあるのです。ですから、効果を検証しながら開発を進めるためには、長期にわたる取り組みが必要になります。当然、開発費もかさむでしょう。そういう理由で、民間でのがん転移薬の研究はあまり進んでいないのが現状です。

しかし、これはどこかでやらなければいけないことだと感じていました。

ゲノムの変化だけでは説明できない転移現象

エクソソームに大きな注目が集まる前、研究者の多くは、転移を可能にしているのはゲノム（DNAの遺伝子情報）の変化だろうと考えていました。それが転移というものの一般的な概念だったのです。

がん細胞のゲノムやエピゲノム（遺伝子の塩基配列を変えずに、そのはたらきを変えるしくみ）が変化することによって、あるいは、ゲノムのプロモーター領域（転写調整領域）の一部が変化することによって、特定の遺伝子のスイッチをオフになる。そのことによって、がん細胞自身が活発に動く能力を獲得するのだろう。そして、浸潤を開始する。つまり大きくなっていく。

そのためには、周りのバリアを破っていかなければいけないので、特定の遺伝子をオンにして、バリアを破る酵素を分泌できるようにする。それによって周りの組織、細胞外基質などを破りながら、その場から動き出す、環境の悪いところから出て、新しい場所に移動すべく活動を開始するのだろう。そう考えられてきました。

いままでは、ゲノムの変化、エピゲノムの変化で、がん細胞自身が変化を起こして、転移に必要な能力を獲得しているのだと考えられてきたのです。

たしかに、浸潤しているがん細胞を見てみると、動きが活発になっています。それを見て、当時の研究者はそう考えたのでしょう。ゲノムがクローズアップされ、ゲノム医療が注目を集めるようになりました。

しかし、研究が進むにつれ、残念ながら、ゲノムだけが転移の原因ではない、ということもわかってきたのです。

ゲノム医療は、それぞれの患者さんのゲノムの変化を見つけて、それに合った薬剤を投与しようという個別対応です。

ところが、がんの患者さんのなかで、ある特定の際立った遺伝子が見つかった場合でも、

「この遺伝子が変化しているので、このお薬が使えますね」という方は、10％から20％に過ぎないのです。さらに、最近のデータでは、1000人のがん患者さんのうち、ゲノム医療の恩恵を受けられるのは、わずかひとりだということです。これはなかなか厳しい数字です。

ということは、何か前提が違っているのではないか。転移のメカニズムはがん細胞自身に起こる変異、ゲノムの変化であると説明してきましたが、それではどうやら限界がありそうだ、ということが次第に見えてきたのです。

この限界を突破するカギはなんだろうか、多くの研究者が答えを探そうとしました。そこでわれわれを含めたいくつかの研究グループが着目したのが、マイクロRNAです。

軽視されていた「マイクロRNA」

マイクロRNAについて説明するには、まず「セントラルドグマ」と呼ばれる分子生物学の基本原則について説明する必要があります。

私たちの体を構成しているのは、主にたんぱく質です。そのたんぱく質は、アミノ酸からできています。そのアミノ酸はどのようにしてつくられるのか。それは、私たちの設計

セントラルドグマ

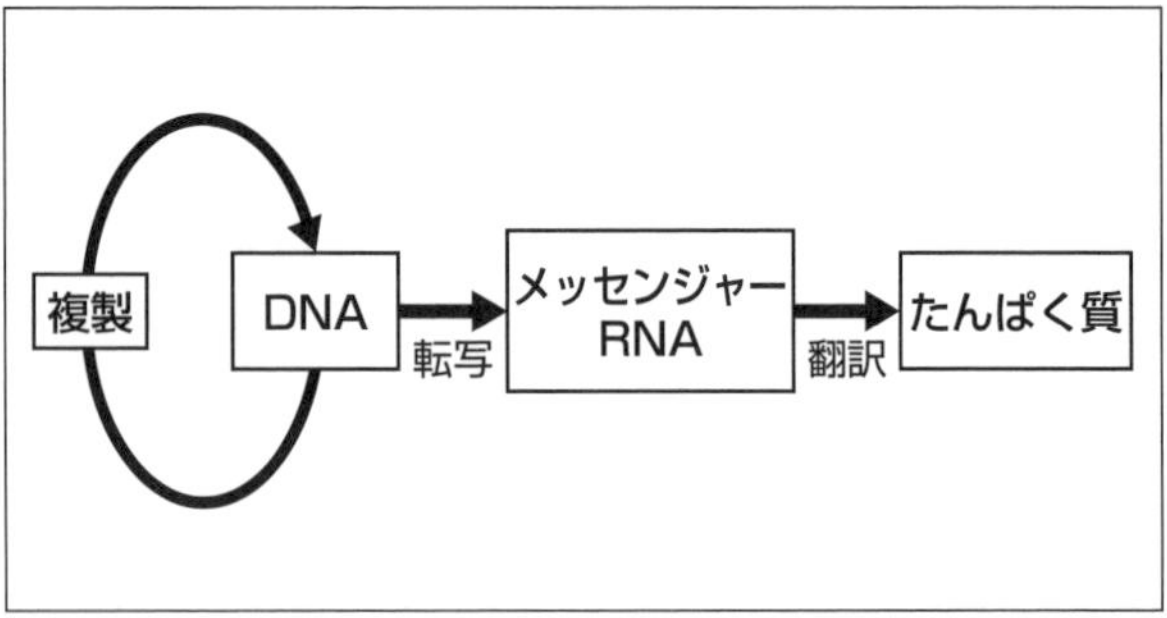

図であるゲノムに基づいて合成されるしくみになっているのです。

細胞は、このDNAをもとにDNAを合成、つまりゲノムを複製するわけです。このとき、DNAから直接DNAに写すのではなく、一度、ある中間体に写して、そこからたんぱく質を合成します。この中間体がRNAです。

DNAをもとにRNAを合成することを転写、そのRNAをもとにたんぱく質を合成することを翻訳といいます。この中間体としてのRNAはメッセンジャーRNAと呼ばれます。なぜ、このようなしくみになっているのかはよくわかりませんが、DNAの情報を間違いなく複製するための神様の仕業かもしれません。

いずれにせよ、この一連の仕組みは、DNAがそもそも根本にあることを示しています。私たちの体でいちばん大事なものは、やはりDNAという設計図だということです。

このセントラルドグマのストーリーのなかでは、ＲＮＡの重要度は、ＤＮＡとは比べものになりません。ただ、中間にあって、間違いなくＤＮＡの情報をたんぱく質に翻訳するための中間体。影が薄い存在。それがメッセンジャーＲＮＡです。まさにＤＮＡからたんぱく質に情報を伝えるメッセンジャーであり、安全装置のようなもの、そう考えられていました。

だからこそ、このメッセンジャーＲＮＡそのものは機能をもたないと、誰もが考えていました。たんぱく質に翻訳する情報を仲介するだけであって、このＲＮＡだけで何かのはたらきをする、ということは考えられない。それが、セントラルドグマです。

ところが、どうやらそうではない、ということが次第にわかってきました。それが、２００２年ごろのことです。

どうやらＲＮＡのなかには、メッセンジャーＲＮＡ以外のものもあるらしい。それどころか、ゲノム全体、約30億対ある塩基配列のうち、たんぱく質の複製に使われる部分はわずか１・４％だということがわかってきました。私たちの体の本質だと思っていたセントラルドグマを担っているたんぱく質は、わずか１・４％しかない。あとの98・６％は、たんぱく質に翻訳されない（これを分子生物学では「コードしない」といいます）ゲノムだったのです。そして、この部分のゲノムを「ノンコーディング」領域と呼びます。

ゲノム全体の98・6％が、たんぱく質をコードしていない。何も意味がないのかというと、そうではありません。それどころか、実は、私たちの生物機能に重要な役割を果たしている。脳の高次機能や、さまざまな生理機能、神経活動、あるいは、各臓器を正常な状態に制御するための機能が備わっている、ということが徐々にわかってきました。

そして、RNAのなかにも、メッセンジャーRNAだけでなく、さまざまな役割をもったものがある。ノンコーディングゲノムを写し取って単独で機能をもつものが存在することもわかってきました。そしてその一つが、マイクロRNA。わずか22塩基で構成される、ごく小さなRNAです。

がんとマイクロRNAの関係の新発見

がん細胞の振る舞いをすべてゲノムの変異だけで捉えるのは限界があるのではないか。2000年代の初めあたりから、われわれはそう考え始めていました。がん、あるいはがんを含めた疾患というものは、ゲノムだけでは理解できない。そうではなくて、たんぱく質をコードしていない、ノンコーディング領域、たとえばマイクロRNAのような、従来の概念とは異なるところに、どうやら病気の原因がありそうだ――。そう考え始めていたのです。

そこでわれわれは、がん細胞のマイクロＲＮＡを調べ始めました。がん細胞のなかのマイクロＲＮＡです。マイクロＲＮＡは細胞のなかでつくられますから、当然細胞のなかにあります。

マイクロＲＮＡにはさまざまな種類があり（いまでは約２６００種類あることがわかっています）、それぞれに機能があります。たとえば、あるマイクロＲＮＡは正常な状態では発現しません。しかし、細胞に何らかのストレスが加わると動き出します。すると、ある特定の遺伝子と結合して、そのはたらきを抑えたり、ときには活性化したりします。われわれは細胞のなかでのこうした変化を追っていきました。

その結果、さまざまなことがわかってきました。

まず、同じがんでも、マイクロＲＮＡの変化は一様ではない。がんの種類によって、変化するマイクロＲＮＡは異なる、ということ。

たとえば乳がんと大腸がん、それぞれの組織にどんなマイクロＲＮＡが発現しているか調べてみると、明らかに違いがあります。どちらにも共通して変化しているマイクロＲＮ

ＡがあるＡ一方、どちらか一方だけにしか見られない場合もあります。乳がんでしか変化しないマイクロＲＮＡ、大腸がんでしか変化しないマイクロＲＮＡが、それぞれある。がんの種類によって、マイクロＲＮＡのあらわれ方は異なるのです。

ということは、マイクロＲＮＡを見れば、がんの出自がわかる、ということです。

欧州でこんなケースがありました。

患者さんは男性で、わき腹に腫瘍があります。

通常の原発巣であれば、発生した部位によってがんの種類はある程度特定できます。乳房のあたりにできれば乳がん、あるいは体表にできれば皮膚がんという具合に。しかし、それがどうも原発巣ではなさそうだ、どこかから転移してきたものかもしれない、という場合は、バイオプシー（生体組織検査）といって、組織の一部を採取してがんの顔つきを調べます。がんはもとの細胞が変異したものなので、それぞれ組織に特徴があるのです。

ところがこの男性の場合、組織を見てもどうも判然としません。そこで、マイクロＲＮＡを調べてみたところ、何と乳がんタイプのマイクロＲＮＡが検出されました。男性にも、稀ですが乳がんはあります。その乳がんがわき腹に転移したものだったのです。

組織を見てわからなくても、マイクロＲＮＡを調べれば、何のがんか特定できる。それは、それだけマイクロＲＮＡががんの特徴を示している、ということです。

だからこそ、われわれを含めて多くの研究者は、がんの組織、細胞のなかで変化するマイクロＲＮＡを捉えて、そのマイクロＲＮＡが示す方向を理解しようとしていたのです。マイクロＲＮＡが示す方向とは、マイクロＲＮＡの機能、本質そのものです。

ＲＮＡには、相手の遺伝子が必ず存在します。相手の遺伝子に結合して、その遺伝子の発現を抑える、というのが基本的な機能です。だから、マイクロＲＮＡがわかれば、どの遺伝子の発現をコントロールしているのかがわかります。それを丹念に調べていくと、がんが何をしようとしているのか理解できるのです。

たとえば、あるがん細胞がもつマイクロＲＮＡが、三つの遺伝子を制御しているとしましょう。それらはどれも細胞周期を調節している遺伝子だった。すると、このがん細胞は細胞周期を調整して異常増殖する特徴があるだろうと読み解くことができます。

あるいは、あるがん細胞からは、特定のマイクロＲＮＡが多く検出された。このマイクロＲＮＡの相手の遺伝子を調べてみると、血管の増殖、血管の内皮細胞の動き、あるいは、血管のもととなる前駆細胞ＥＰＣを増やす機能をもっていることがわかった。するとそのがん細胞の狙いは、血管新生だとわかるわけです。

そのように、正常な細胞と比べて、どのマイクロRNAが増えているのかがわかれば、そのがん細胞の特徴やしくみが見えてくる。それが、細胞の組織でおこなわれている、とわれわれは考えていました。

実際に、鳥取大学からわれわれのラボに国内留学されていた尾崎充彦《おさきみつひこ》博士（現在、鳥取大学医学部）は、骨肉腫が肺に転移する際に重要なマイクロRNAを明らかにされています。

また、また国立がん研究センター中央病院の川井章《かわいあきら》博士（希少がんセンター長）と岡山大学から当時われわれのラボに研究にきていた藤原智洋《ふじわらともひろ》博士（現在、米国留学中）の協力で、骨肉腫のがん細胞に潜む、「がんのもと」ともいえる存在のがんステム細胞ではたらくマイクロRNAを突き止めることに成功し、現在、企業の応援で、治療薬の開発に進んでいます。

なぜ血液中にもマイクロRNAがあるのか

というわけで、われわれは細胞のなかのマイクロRNAを追いかけていたのですが、その過程で、ある不可解な事実を見出していました。これはわれわれだけでなく、他のいくつかの研究チームも同時期に気がついていたようですが、本来、細胞のなかにあるはずのマイクロRNAが、なぜか細胞の外、血液中にも存在しているのです。

マイクロRNAが、なぜ血液中にあるのか。「いったい何だろう？　ゴミのようなものなのだろうか」と最初は考えていました。

人間の体の細胞は、ターンオーバーといって、つねに生まれては死んでいきます。寿命は組織や臓器によって異なりますが、単純計算で毎日1兆個の細胞が入れ替わります。死滅した細胞は、細胞膜も壊れてしまうので、バラバラになってしまいます。なかにあったものが一時的に体液のなかに流れ出ます。そのようにして流出したマイクロRNAが、血液中で検出されたのではないか、と考えたのです。

ところが、調べていくと、これはそれほど単純なことではない、ということがわかってきました。

がんの患者さんの血液中のマイクロRNAのあり様と、健康な人のマイクロRNAのあり様を比べてみると、そこには明らかな違いがあることがわかったのです。死滅した細胞のゴミなのなら、それほどの違いが出ることはありません。血液中のマイクロRNAはただのゴミではない。これは何かの新しいヒントになるのではないか、そんなふうに考えるようになりました。

ただし、一つだけ、どうしてもひっかかることがありました。

不安定なマイクロRNAが、なぜ、血液中に存在できるのか。マイクロRNAはわずか22塩基のごく小さなRNAです。たしかに、あまり壊れない状態にはなっているけれども、RNAだから普通は壊れやすい。不安定です。それがなぜ、血液中に存在できるのか、それが不思議だったのです。

これについて、当時のわれわれはこんな仮説を立てていました。

どうやらこれは、何か別のたんぱく質と結合することで寿命が少し長くなっているのではないか。RNA結合性たんぱく質というものがあるので、おそらくそのようなものと結合しているのだろう。それで、血液中でも一定時間分解されずに循環しているのだろう、そう考えていたのです。

それで、ラボのチームには「RNAに特異的に結合するたんぱく質があるはずだから、それを見つけようよ」などといっていたわけです。でも、それは間違いでした。

一応申し添えておくと、完全に間違いだったというわけではなく、エクソソームに入っているマイクロRNAは全体の38%で、それ以外は実はエクソソームに入っておらず、やはりRNA結合性たんぱく質のようなものと結合しているということがわかっています。

あながち間違いではないのですが、やはりエクソソームに入っていたほうが、マイクロRNAは安定に保たれて、ちゃんと相手の細胞まで安全に運ばれ、メッセージ物質を伝えることで相手の細胞を支配することができる。だから、がん細胞はエクソソームを利用することを、自分が有利に生存するための手段として選んだのではないかと思います。

エクソソームをめぐるコペルニクス的転回

そんななかで、2007年、ある論文が発表されます。

スウェーデンのヤン・ロトバル博士による「Exosome-mediated transfer of mRNAs and microRNAs is a novel mechanism of genetic exchange between cells.」という『Nature Cell Biology』誌の論文で、そこにはこんな内容が書かれていました。細胞が分泌しているエクソソームという小胞のなかには、マイクロRNAが含まれている。それは血液の流れで運ばれることによって、細胞間で受け渡しされている、と。

いまでも覚えていますが、私はこの論文を初めて読んだとき、眠れないほど興奮しました。この論文は、後々重要なターニングポイントとなるわけですが、発表当時、その重要性を即座に理解した人はそれほど多くなかったと思います。生物学者のなかでもおそらく1割に満たなかったでしょう。

エクソソームの存在自体は、以前からすでに知られていました。1981年に、網状《もうじょう》赤血球（若い赤血球）の研究過程で「細胞外小胞」が発見されたのが最初です。「エクソソーム」の呼称は少し遅れて、1987年に命名されました。

2005年には、命名者であるローズ・ジョンストン博士（2009年に逝去）の呼びかけで、カナダで第1回の国際会議も開かれています。このとき、世界から集まった研究者は、わずか25人。それほど、エクソソームというものはまだ世に知られていなかったし、また、さほど重要なものだとも思われていませんでした。いわば細胞の老廃物を捨てる、「ゴミ箱」のようなものだろうというのが大方の見方だったのです。

ところが、ロトバル博士の論文には、エクソソームのなかにはマイクロRNAが含まれていると書いてあります。おそらく当時のエクソソームの研究者は、マイクロRNAについてほとんど知らなかったはずです。関心があったのはたんぱく質で、マイクロRNAには目を向けていなかったと思います。

事実われわれも、血液中のマイクロRNAはゴミに近いものだと思っていました。マイクロRNAは細胞のなかで機能するもので、血液中にあったとしても、それはたまたま細胞が壊れて出てきてしまっただけだろうと。

ところが、どうもそうではないらしい。エクソソームというカプセルに入って、大事に守られて存在している。しかも、そのマイクロRNAを細胞どうしで受け渡ししている。細胞どうしがコミュニケーションしている。これは当時のわれわれにとって驚くべきことでした。

それまで、がん細胞は、ゲノム、エピゲノムの変化によって、細胞自身が変化して、他の臓器に転移していく、と考えるのが、いわば常識でした。でも、その考えにはどうも限界がある。むしろ怪しいのはマイクロRNAではないか。われわれがそう考えていたところに、この論文が発表されたのです。

がん研究者ゆえのインスピレーションと確信

細胞はエクソソームを分泌し、そのなかにマイクロRNAを包んで送り出している。つまり、「エクソソームとはがん細胞が放つ分身でもある——このことを理解したとたん、「あ、これは転移だ!!」とピンときました。それまで何十年も転移のことを考えてきましたから、エクソソームとマイクロRNAが結びついたとたんに、「これは転移でしょう、ぜったい転移に使っている」と直感したのです。

エクソソームは細胞の分身、マイクロRNAは細胞の意志、そうであるならこれはたしかにコミュニケーションツールです。いや、コミュニケーションなんて生易しいものではない。自分の生存をかけた戦略であり、がん細胞の繰り出す武器なのです。

しかし、この後すぐに「エクソソームとがん転移」の研究に取り掛かったのかというと、そうはいきませんでした。

当時、私が所属していた国立がんセンター研究所は国立の機関です。研究費は当然国からの助成金で賄《まかな》われています。

エクソソームが転移に関係していると確信したものの、まだエビデンスがあるわけではありません。もしかすると、ただの「ゴミ箱」である可能性はゼロではないのです。ゴミ箱かもしれないものに、国民の税金である研究費を割くことはできません。そこでまず、予備実験をやろうということになりました。当時の私の相棒は、博士号を取り立てのポストドクトラルフェローだった小坂展慶《こさかのぶよし》さんという新進気鋭の若手研究者です。

エクソソームと転移の関係を証明する証拠探し

私たちはまず、エクソソームがどんなところにあるのか調べてみることにしました。

「血液にあるなら、唾液にもあるかもしれない」

「この文献には尿にもあると書いてある」

「え？　羊水や母乳にも含まれるらしい。これはいったいどういう意味なんだろう」

こんなことを言い合いながら、小坂研究員とさまざまな文献を読み漁《あさ》って、可能性をさぐりました。

そのなかで、最初にわれわれが目をつけたのが、唾液です。唾液は、人間と人間が交換することがあります。もしもエクソソームが情報を伝達するのであれば、面白い意味があるのではないか。マイクロRNAは、ゲノム自体を変えるわけではありませんが、遺伝子の発現を調整するということはわかっています。そこで小坂研究員にいいました。

「考えてみると、夫婦って似てるっていうよね。なぜ、仲の良い夫婦が互いに似てくるのかというと、実は唾液でエクソソームを交換しているからじゃないのか？　マイクロRNAの情報が相手に移るんだよ。マイクロRNAの機能はエピゲネテック、つまり遺伝子の発現を調整することが本質だから、そうあってもおかしくない。唾液のエクソソームを調べてみよう」

この提案は、小坂研究員が「ちょっと恥ずかしい」というのでボツになりました。

「しょうがないな、じゃあこれはどう？　エクソソームは精液にもあるって書いてある。もしも、これが本当で、セックスを通して相手に伝わるとしたらどうだろう。それが何か情報伝達や形質転換といった意味をもっていたら、面白いよね」

これも、小坂研究員が「もっといやだ」というのでこれまたボツになりました。

「しょうがない、じゃあ何をやろうか」といっていたら、ミルク（母乳）はどうだろうという小坂研究員の提案を採用することになったのです。これなら、お母さんと赤ちゃんのコミュニケーションということでイメージもいいし、生物学的にも意義があるので調べてみようということで、予備実験に取り掛かりました。

母乳に含まれるマイクロRNAの大発見

しかし、そもそもがんの研究のための予備実験です。母乳というのは、まったく分野が違います。当時は政権交代の時代で、あっちでもこっちでも事業費や研究費が削られていたときです。これで結果が出なかったらクビになるかもしれないと思いながら、実験を始めました。

「赤ちゃんが育たない理由っていくつかあるけど、その一つは臓器、とくに肺の形成不全なんだ」

昔学んだ小児科の拙《つたな》い知識のなかの一つです。

われわれは肺などの臓器の形成に関わるRNAをいくつか知っていたので、これが母乳のなかにあったらすごい発見です。

「肺だけじゃなくて、肝臓とか心臓とか、あらゆる臓器の形成に関するRNAを探してみよう」

いよいよ母乳を調べてみると、果たしてエクソソームがあり、何種類ものマイクロRNAも検出されました。そのマイクロRNAの解析には1か月ほどかかります。ようやく結果が出て、さて、どうだろうと、勢い込んで見ていると、それらは影も形もない、われわれがあると予想していたマイクロRNAが。

「う〜ん、はずれちゃったね」

とふたりでしばし黙り込んでしまいました。

一つだけ見つかったのが、神経細胞に関するマイクロＲＮＡで、これは血液中にあることがわかっていました。

母乳の水分は血液からくるものだから、これが母乳中のエクソソームに含まれている可能性があると考え、見当をつけていたのです。

ところがそれ以外に、私たちが予想したマイクロＲＮＡは一つも出ませんでした。

「いったいどうなっているのか、やはり乳腺上皮《にゅうせんじょうひ》細胞というのはぜんぜん違うものだな」などと落胆しながら、見つかった〝想定外〟のマイクロＲＮＡを調べてみると、意外なことに小坂研究員が気づいたのです。

そのほとんどが、免疫に関するマイクロＲＮＡだったのです。われわれは、成長に関するマイクロＲＮＡに狙いを絞っていたので、気がつかなかったのです。

つまり、母親は、エクソソームのなかに赤ちゃんの免疫系を発達させるマイクロＲＮＡを詰め込んで、授乳によって経口で与えることで、赤ちゃんを守っていたのです。

マイクロＲＮＡはエクソソームに包まれていますから、腸管まで安全に届きます。エクソソームは胃酸でも壊れません。そもそも赤ちゃんはそれほど胃酸を出しませんし、pH値の酸性度も高くありません。エクソソームに詰め込まれたマイクロＲＮＡが、ちゃんと腸管に届いて、赤ちゃんの腸管免疫を発達させるしくみになっている。そのことが、マウスの実験からわかったのです。

これは間違いなく、母乳が赤ちゃんにとってとても大切なもので、その機能についてエクソソームが大きな役割を担っている、ということを示しています。しかも、私たちの予想を超えたかたちで。

その後、乳製品の企業の研究者である和泉裕久《いずみひろひさ》博士は、人間の母乳以外の各種生物の母乳にも、エクソソームが存在し、やはり免疫系と密接に関係するマイクロRNAがリッチに含まれていることをご研究されています。

つまり牛乳やヤギなどのミルクでも、ミネラルや脂肪、糖質といった従来の成分だけではなく、これまで未知だったエクソソームが、重要な成分であることが明らかになりつつあるのです。

これがわれわれのエクソソーム研究の始まりでした。エクソソームが私たちの体のなかでいかに大切な役割を果たしているか、それがわかったことで、がん転移とエクソソームの関係に自信をもって踏み出そうという決意が固まったのです。がん転移のメカニズムを解明する第一歩は、実は母乳研究だったのです。

がんの「転移先」はいかにして決まるのか、という謎

こうして2007年、ロトバル博士の論文を契機にして、われわれを含めて、いくつかのチームがエクソソームとがん転移について、競うように研究を進めてきました。そして、前述したような「エクソソームによるがん転移のしくみ」が、この10年で飛躍的に解明されていったのです。

エクソソームという新しい発見により、従来の常識が塗り替えられたり、また、従来の知見だけではなかなか説明が難しかった現象が、改めて解明されたこともあります。

たとえば、転移の臓器特異性もその一つです。

がんの転移は、無作為に起こるわけではありません。がんの種類によって、転移しやすい先が決まっています。たとえば、大腸がんであれば肝臓、乳がんであれば、肺、脳、骨、というように、転移する臓器に傾向がある。まるで自分の行き先をちゃんと心得ている、いくべき場所を、がん細胞自身が知っているかのように振る舞うのです。

それも、必ずしも隣にある臓器に転移しやすい、というわけでもなく、また、血液の流れの順で〝次にいく〟臓器に転移しやすい、というわけでもありません。

がんの主な転移先

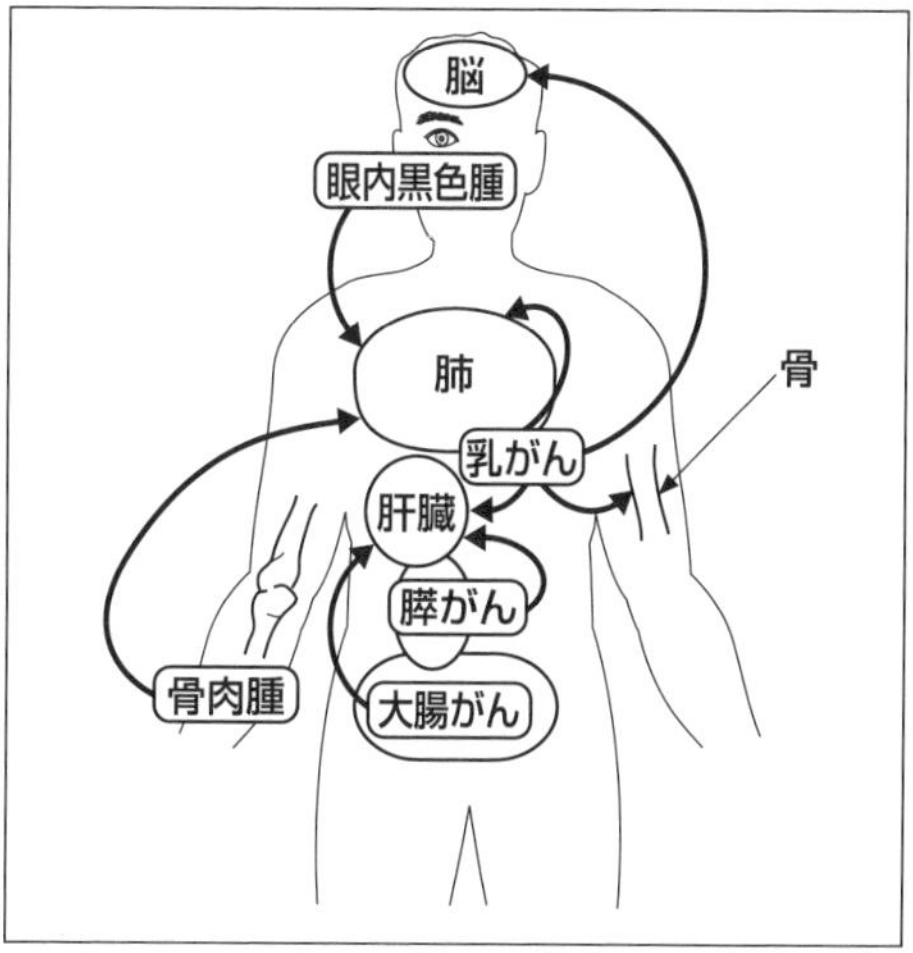

　こうした傾向はなぜ生まれるのか。この臓器特異性は、がん転移の最大の謎とされてきました。これについては、１８８９年にロンドンの外科医ステファン・パジェット博士が唱えた「シード&ソイル（種と土壌）説」という仮説があります。

　植物の種は、どこに植えても発芽するわけではありません。その植物に合った土壌でのみ発芽・成長します。がん細胞も同じで、自分にあった環境でしか転移・浸潤しないのではないか、という仮説です。しかし、土壌が合うとはどういうことか、どのようなしくみで発芽するのか、について定説はありませんでした。

　この大きな謎も、エクソソームによって解明できないだろうかとわれわれ研究者は考えました。

がん細胞のエクソソームは、すべての細胞に同様に取り込まれるわけではない。どうやら、取り込まれ方に指向性がある。大腸がんが発するエクソソームは、肺では取り込まれずに、肝臓の細胞に取り込まれやすい。逆に乳がんの発するエクソソームは、肺の細胞に取り込まれやすい。このように、がん細胞は転移の行く先をエクソソームによって規定しているのではないか、と考えたのです。

つまり、大腸がんが発したエクソソームは、肝臓にいってそこに落ち着き、環境を整える。そこで大腸がんの細胞がくるのを待っていて、がん細胞がきたら迎え入れる。乳がんが発したエクソソームは、肺に定着して、そこで環境を整える。そこで乳がんの細胞を待って、迎え入れる。

おそらくは、そういうしくみなのだろうけど、それがなぜなのかわからない。それがエクソソーム研究の初期のころの課題でした。われわれもこれを研究したのですが、このシード&ソイル仮説を証明することはなかなかできませんでした。

先を越された「臓器特異性」の解明

この臓器特異性のしくみについて、2015年にニューヨークのデビッド・ライデン博士のチームが論文を発表しました。

　エクソソームの行き先は、表面にあるインテグリンの種類で決まる、という内容です。インテグリンとは、細胞接着に関係するたんぱく質です。さまざまながんが発するエクソソームを調べていくと、表面に何種類かインテグリンが見つかります。これと、がんの転移先との関係を調べていくと、明らかに相関関係があることがわかります。

　つまり、肺に転移しやすいがんのエクソソームには、インテグリンAがある。肝臓に転移しやすいがんのエクソソームには、インテグリンBがある、という具合です。どうやら、表面のインテグリンの違いで、接着する相手が変わってくる。

　がん細胞は、特定のインテグリンをエクソソームの表面にのせて、血流にのせる。そのエクソソームが相手となる臓器に届いて、そこで相手の細胞と接着する。そこから転移が始まる。そのようにして、転移する臓器を選んでいるということなのです。

　われわれのチームも実はこのアイデアを考えていたのですが、論文にする段階で、ライデン博士のチームに後れを取ってしまいました。ちなみに、論文の第一執筆者にAyuko Hoshinoという日本人の名前があって「おや？」と思ったのですが、彼女はわれわれがいた国立がんセンターから留学した研究者で、いまでは星野歩子《あゆこ》博士は東京大学でご自分のラボをおもちです。

がんは、なぜ脳の「関所」を越えられるのか、という謎

がんの転移に関する長年の疑問をエクソソームが解決した、という例を、さらにいくつか挙げましょう。これらはわれわれのチームがおこなった研究です。

がんが、脳に転移することがあります。いわゆる脳腫瘍。珍しいことではありません。がん患者の約40%が、脳に転移するといわれています。

ところが、これがわれわれ医学者にとっては大きな疑問だったのです。がんはなぜ、やすやすと脳に転移できてしまうのか。

脳は、いうまでもなく人間にとって重要な臓器です。たとえば、ウイルスが血管を通って脳に侵入してしまったら、生体機能に重大な支障をきたすばかりか、脳がダメージを受けて重い障害が残ってしまうかもしれません。

そのため、脳に通じる血管には、血液脳関門（BBB: Blood Brain Barrier）という〝関所〟があって、血管を通って異物が容易に侵入できないようになっているのです。

そのため、ウイルスなどの外敵はもちろんのこと、抗ヒスタミンなど多くの薬物が、脳

のなかだけは、あまり濃度が上がらないようになっています。

ところが、がんはこの血液脳関門を突破していきます。しかも、脳転移は肺がん、乳がん、大腸がん、どんながんからも起こります。そのうえ、ひとたび転移したら、抗がん剤の効果も少なく治療も困難です。

がん細胞は、いったいどうやって、この血液脳関門を突破しているのでしょうか。

これもやはり、従来はゲノムの変化で説明されてきました。

そもそも血液脳関門のしくみは、脳内に入る血管で、血管内皮細胞どうしが、非常に密に結合し、異物が通り抜けにくいようになっているというものです。

がんは、ゲノムを変化させ、この脳関門を破壊する物質を分泌するようになる。その物質によって、この関門に穴を開けて通り抜ける。そう誰もが考えていたし、われわれもそう思っていました。また、そのように説明する論文も『ネイチャー』や『サイエンス』といった一流誌に掲載されていました。

ところが、この〝脳関門突破作戦〟のキーマンも、やはりエクソソームだったのです。

われわれは、乳がんに着目しました。乳がんの患者さんの、脳に転移のある方と、ない方の血液をそれぞれ調べ、エクソソームに含まれるマイクロＲＮＡを比較しました。その結果、脳転移のある方にはあるけれども、転移のない方からは検出されない、あるマイクロRNAを発見したのです。それがmiR-181cというマイクロRNAです。このmiR-181cには、血液脳関門の密に入り組んだ細胞分子を解きほぐす機能があることがわかりました。

乳がん細胞は、まず先遣隊としてエクソソームを派遣します。エクソソームが血液脳関門に到達すると、マイクロRNA（miR-181c）で関門に穴を開けます。そして、後から来たがん細胞が、ここをやすやすと通過する。これが、がん細胞が血液脳関門を突破するしくみです。解き明かしたのは、当時東京大学の大学院生として研究にきていた富永直臣《とみながなおおみ》博士で、現在、海外で活躍中です。

乳がんは、なぜ10年経過しても再発することがあるのか？

次に紹介するのは、乳がんの晩期再発解明への挑戦です。乳がんは5年、10年たっても再発することがあるやっかいながんです、その理由の一つに、乳がん細胞が患者さんの骨髄中に隠れ潜んでいる、という事実があります。

これをエクソソームで解き明かすためにわれわれの研究室に乗り込んできたのが渕脇《ふちわき》（小野）麻紀子《まきこ》博士です。彼女は当時国立がんセンター中央病院の乳腺腫瘍内科の医師で、研究の熱意に燃えていました。

渕脇（小野）研究員がおこなったのは、まず乳がんの患者さんの骨髄の組織の観察です。そこにあらわれたのは、乳がん細胞はもちろん、その近くに寄り添うように存在するある細胞でした。その細胞こそが、乳がんの晩期再発の黒幕だとわかるまでには、2年ほどの年月を費やしました。そしてその細胞の正体は、骨髄中のもともとの住民である間葉系幹《かんようけいかん》細胞《さいぼう》だったのです。

骨髄中の間葉系幹細胞は、もともと骨髄中で最も大事な細胞である血液系細胞をつくり出す幹細胞（骨髄幹細胞）を守っている細胞です。

この細胞から分泌されるエクソソームは、乳がん細胞に取り込まれ、乳がん細胞を分裂もさせず、動きも止めるなど、完全にその姿・気配を消すことに貢献したのです。これは乳がん細胞が、生体のもつさまざまな監視機構から逃れるためには好都合でした。

つまりこの結果から考えられることは、乳がん細胞がそれを知ってか知らずか、骨髄中に紛れ込み、あたかも自分が骨髄幹細胞のようなふりをして間葉系幹細胞からのエクソソームの恩恵を受け、長い間、息を潜めるように生存するわけです。これがまさにエクソソームのなせる技で、乳がんの晩期再発につながるのです。

われわれは、こうした乳がん細胞のたくみな振る舞いを、ボーンマロウ・ジャック、と呼んでいます。ハイジャックのように、がん細胞が骨髄（ボーンマロウ）にあるもともとのエクソソームによる管理システムを悪用しているからです。これを解明した渕脇（小野）博士は、留学後、がん研有明病院で臨床と研究をされています。

厄介な転移「腹膜播種」は、なぜ起こるのか

次にわれわれが挑んだのは、卵巣がんの腹膜播種《ふくまくはしゅ》です。これもがんの転移の一つで、多くのがん細胞が腹膜に、植物の種をばらまいたように転移を起します。卵巣がんの場合、この腹膜への転移を阻んでいるのは、腹膜を構成する腫瘍細胞の一つの腹膜中皮細胞ですが、これにロックオンしたのが当時名古屋大学医学部の大学院生としてわれわれのラボに在籍した横井暁《あきら》博士（現在、名古屋大学医学部、助教）です。

彼はヒトの卵巣がん細胞を培養し、そのなかからマウスの腹膜に転移するモデルをつくり上げました。そしてこの卵巣がんのエクソソーム分泌を阻害すると、見事に腹膜への転移が止まったのです、つまり、卵巣がんでもエクソソームこそが腹膜播種の原因だったわけです。

そして国立がん研究センター中央病院、婦人科腫瘍科の加藤友康《ともやす》博士のご指導のもとに、実際の卵巣がんの患者さんの腹水を調べたところ、まさにこの悪玉の卵巣がんから分泌されたエクソソームが存在し、またその量が多い患者さんは残念ながら腹膜播種を起こす確率が高いこともわかって、一流科学雑誌に発表したわけです。

こうした腹膜播種を起こすのには、エクソソームがその原動力となっていることは、胃がんの腹膜播種でも同様で、それを明らかにしたのは、現在、英国のフランシス・クリック研究所に留学中の内藤豊博士です。胃がん細胞の戦略は少し巧妙で、分泌されたエクソソームはどうやら胃がん組織に集まってきた線維芽細胞という細胞に届けることで、がん細胞をより薬剤に対して強くしたり、がん細胞を助けるような護衛役に手なずけるはたらきをしていることが明らかになりました。

骨転移のしくみは解明できるか

骨への転移、骨転移でも、エクソソームが重要な役割を担っていることを、われわれのチームが解明している最中です。

骨転移は、乳がん、前立腺がん、肺がんなど多くのがんで起こりうる転移です。

骨転移で最初に起こることは、破骨《はこつ》細胞の活性化です。正常な骨のなかには、骨を壊す破骨細胞と新しい骨をつくる骨芽《こつが》細胞があります。この両方がバランスよくはたらくことで、古い骨を壊し、新しい骨をつくりながら、少しずつ成長していくのです。

骨転移も、やはりがん細胞がエクソソームを送り出して、この両者の骨代謝のバランスを崩すことから始まります。

がん細胞が送り込んだエクソソームが、まず破骨細胞を活性化して、骨を溶かします。エクソソーム中のマイクロRNAなどやたんぱく質で「骨を溶かせ」と命令するわけです。がん細胞の目的は、骨から栄養を摂ることと、自分の居場所をつくること。

実は骨には栄養がたくさん詰まっているので、これを吸収して、後からくるがん細胞の栄養にしてしまいます。そして、溶かしてできたスペースからがん細胞が侵入して、骨髄に逃げ込みます。骨髄には、血管が通っているので、そこから栄養を摂ることができ、絶好の潜伏場所になります。ここを居場所と定めてコロニーをつくり、英気を養いつつ再発の機会をうかがう、というわけです。

つまり骨転移では、まず最初に破骨細胞を使って骨を溶かす、そしてそこに居場所をつくる。こうした作業を、がん細胞がくる前に、先遣隊のエクソソームがおこなっているのです。この前立腺がんと骨転移に関する研究は、慈恵会医科大学からきている泌尿器科の若手の医師である占部《うらべ》文彦博士、伊藤景紀《かげのり》博士、そして千葉大学医学部の大学院生で泌尿器科医師の田村貴明博士が取り組んでいます。

さらに、これは前立腺がんの骨転移に限ったことではありません。現在、われわれのラボに京都大学で博士号を取得して加わった淺田《あさだ》（木暮《こぐれ》）暁子《あきこ》博士（現在、東京医科大学、特任助教）が、乳がんや肺がんの骨転移の研究を、東京医科大学の石川孝教授らのチームとともに開始しています。エクソソームで、あらゆるがんの骨転移をモニタリングし、そして最終的には治療できる日がやってくることを期待しています。

このように、エクソソームを研究することで、いままでの〝常識〟が新たに塗り替えられる、ということがたびたび起こります。いままで理解できなかったことが、理解できるようになる。まさにブレイクスルーといえるでしょう。

がんは、やはりなかなかずる賢い。長期戦の戦い方まで熟知しているかのようです。

3章 エクソソーム研究ががん治療を根本から変える

予測が困難な、がんの転移

エクソソームのはたらきが解明されることで、がんが、自らが生き延びるためにエクソソームをたくみに利用している、そのしくみも徐々に解明されてきました。相手の手の内がわかった、ということは、それに対する術も、また糸口が見えてきた、ということでもあります。実際、２０１０年代以降、エクソソームに着目したがんの診断、治療には大きな進展がありました。

そのキーワードは、やはり「転移」です。転移は、がんが生き延びるための、最大の戦略だからです。

そもそもがんというものは、どんながんでも転移する本能をもっているものなのでしょうか。それについては、おそらくさまざまなオーソリティに聞いても、一貫した答えは出ないでしょう。ある研究者は、もともとがん細胞は、生まれたときから転移能力をもっている、といいます。なぜなら、がんの転移は簡単には予測できないからです。

「よかったですね、ステージ1で見つかりました。まだとても小さいので、取ってしまえば大丈夫ですよ」

医師がそういっていたのに、2年以内に全身に転移して、生命を脅かすという例はけっこうあるのです。ですから、がんによっては、はじめから浸潤、転移の能力をもって生まれてくるものがあるのかもしれない。

一方で、前述した乳がんのように、十数年もじっとおとなしくしている場合もあります。ゲノム解析だけではなかなか簡単には判断できないのです。

でも、少なくともいえることは、がんは、攻撃されても生き延びようとする本能をもっている、ということです。

いま、ようやく人間の英知で、がんに対抗できるようにはなってきました。でも、現状を見てみると、どんな抗がん剤でも、どんな抗ホルモン剤でも、あるいはどんな分子標的治療薬（がんの増殖に関わる特定の分子〈たんぱく質〉に作用し攻撃して治療する）でも、残念ながら「治療抵抗性」を克服できていない。つまり、どんな治療も、次第に効き目が悪くなってしまうということがあるのです。

いくら私たち人間の英知で、悪い遺伝子の活動や悪いたんぱく質を突き止めて、それを狙い撃ちしているつもりでも、がん細胞は攻撃を受ければ、当然それを回避するために、第2次、第3次の遺伝子の変異を起こすことによって、それをかいくぐって生き延びる、そういう能力をもっているのです。

でもこれは、がん細胞だけがもっているわけではなく、当然、私たちの正常な細胞ももっている能力です。ストレスを受ければ、これを回避しようとする。それが短期間で済むものならそれでいい。遺伝子を変異させるまでもない。たとえば、特定の遺伝子をオンにするなどの一時的な変化で、ストレスに耐えればいいわけです。

しかし、ストレスがずっと続いてしまうと、そうはいきません。何年も煙草を吸い続ける、職場で上司から精神的ストレスを受ける、配偶者がたびたび浮気する……比較的小さなストレスでも、ある程度一定期間持続することで、私たちの体に影響を及ぼしてしまうことがあります。

どう影響するかは、人によってそれぞれ。ある人は肺に、ある人は胃に。男性であれば、ある人は前立腺に。また女性であれば、ある人は乳房に、ある人は卵巣に、というようにある特定の臓器の特定の細胞の何かを変化させる。これが、やがてがんに発展していくということも、十分にありうるわけです。

つまり、正常な細胞がストレスから逃れようとして、自分を変異させる。それががん細胞のようなものを生み出してしまう契機になることもあるのです。

同じように、そのがんも、攻撃を受ければ、身を守るためにさらに変異する。そして、攻撃に対して耐性ができてくる。強くなっていく、というのは当然の流れなのです。

がんは、いかにして耐性を獲得するのか

そして、そのメカニズムについて、これまで、それはゲノムの変化、遺伝子の変異、ドライバー遺伝子（発がんや、がんの悪性化に関わる遺伝子）の活性化、遺伝子の発現を不活性化するメチル化など、さまざまなことがいわれてきました。

しかし実はもっと早い段階で、たんぱく質に翻訳されないノンコーディングRNAの領域に、ストレスに対抗して変化が起こっている。そのために、どうやらその後のゲノムの

変化が起こっている。つまり、マイクロＲＮＡが、比較的初期の段階で、ストレスなどの負荷に耐えようとするためのメカニズムをもっているということがわかってきています。

ストレスを受けたら、ストレス抵抗性遺伝子をオンにする。この遺伝子は普段はオフになっています。正常細胞にある、あるマイクロＲＮＡが監視しているからです。悪いことが起こらないように、抑えているからです。

そこに、何らかのストレスがかかると、この抑えていたマイクロＲＮＡのはたらきを弱めることで、特定の遺伝子をオンにする。ストレスに抵抗する遺伝子をオンにする。これは、正しい反応です。

そして、このストレスがずっと続いていくと、この遺伝子をずっとオンにしなければいけません。そのために、ゲノム上にあるこのマイクロＲＮＡの領域を削ってしまう。そうすることで、このマイクロＲＮＡの発現を、ある程度長期間にわたって抑えることができる。そうすれば、ストレスに対抗できる遺伝子をずっとオンにすることができます。

ところが、一つ困ったことがあります。このマイクロＲＮＡは、このストレス抵抗性遺伝子一つだけを抑えているわけではありません。ほかのいくつもの遺伝子も抑えています。ですから、このマイクロＲＮＡを抑えてしまうと、ストレス抵抗性遺伝子だけでなく、他の余計な遺伝子もオンになってしまいます。これが、がんのもととなることがあるわけです。

われわれのチームの高橋稜宇《りょうう》博士（現在、広島大学の田原栄俊《ひでとし》教授のラボの准教授）が発見した例を一つ挙げると、染色体9番にあるmiR-27bというマイクロRNA。このmiR-27bが、乳腺上皮細胞にある重要な遺伝子を抑え込んで、〝悪いこと〟をしないようにしているということがわかりました。このmiR-27bがなくなってしまうと、乳がんを発症する恐れがあります。

ということは、細胞というものは、それが正常な細胞であれ、がん細胞であれ、何か刺激を与えて攻撃しようとすると、必ずそれから逃れようとする。これはやはり私たちの生命の本質であり、本来的に備わった機能なのです。

がん細胞の場合であれば、次々に抗がん剤の攻撃にさらされれば、「これはたまらん」と逃れようとする。その術をいろいろと探ってくる。特定のマイクロRNAをオンにしたり、オフにしたり、あるいは遺伝子をメチル化、アセチレン化などの方法で変異させたりして、耐えしのごうとする。それが、たとえがんであろうと、生命の本能です。

だからこそ、私たち人間の英知である抗がん剤で攻撃しても、生き残ったがん細胞は、これに対して耐性を獲得して、より強いがん細胞になる。それならということで、別の抗がん剤を投与すると、こんどはこの抗がん剤に対する耐性も獲得して、もっと強いがん細胞になる。

こうして、多剤薬剤耐性を獲得して、最後はもう何も効かなくなってしまうのです。この薬剤耐性に関わるエクソソームやマイクロRNAの研究は、現在、慶応義塾大学薬学部の博士課程に在籍する大学院生の山元智史《ともふみ》さんが多発性骨髄腫をモデルに果敢に取り組んでいます。

「がん細胞を叩く」という発想の限界

薬剤耐性については、ゲノム治療についても同じことがいえます。「いい薬が見つかりましたよ、これで治療しましょう」となっても、安心はできません。

たしかに、がんは最初はきれいに小さくなります。でも、数年以内に必ずといっていいほど再発します。そして再発したときには、第2次、第3次の変異を起こしています。以前の薬は効きません。でも第2世代の薬があります。前回と同様、遺伝子の薬です。これを使うと、たしかにもう一度、がんは小さくなります。でも、最初のときよりももっと早く、再発してきます。こうなると治療はたいへん難しくなります。でも、それが細胞の本質です。

では、いまのがんの有効な治療法はというと、まず、外科手術で根こそぎ切除してしまうこと。それには、どうしても早期発見が必要になります。この早期発見のためのマーカーとして、エクソソームを利用する研究を、われわれはいま進めています。

一方このように、外科手術で根こそぎ切除してしまう、ということをしないかぎり、現在のようにがん細胞をターゲットとした治療をいくら続けても、必ずイタチごっこに終わることは明らかです。すでに答えが出ています。だからこそ、アメリカやヨーロッパは、いま、がんの予防にすごく力を入れていて、多額の研究費も投入されています。

われわれもこれまで、がん細胞を攻撃する、がん細胞を殺すにはどうしたらいいのか、というアプローチをずっと続けてきたけれども、限界があるということがわかりました。

では、どういうアプローチがあるのか。

一つは、本来の免疫機能を利用する。これは、ノーベル賞を受賞した本庶佑《ほんじょたすく》・京都大学特別教授が発見した免疫チェックポイント阻害剤です。がん細胞を直接攻撃するのではなく、疲弊《ひへい》している免疫系をもう一度活性化させて、人間が本来もっている免疫細胞にがん細胞を攻撃させるというアプローチです。

もう一つは、がん細胞を攻撃しないで、その分身であるエクソソームをターゲットにする方法です。がん細胞はエクソソームを利用して、転移するという戦略で生き延びようとしている。それなら、このエクソソームを取り除いてしまう。そうすれば、転移がなくなる。理論的には、確立しています。しかし、実際の患者さんに有効かどうか、まだ誰も試していないのでわかりません。しかし、いずれ実証されていくだろうと思っています。

なぜ従来、早期発見は困難だったのか

免疫チェックポイント阻害剤、エクソソームをターゲットとした治療について説明する前に、まず、早期発見とエクソソームについて少し触れておきましょう。

現在、がんの治療法はさまざまな最新技術が投入されています。しかし、どんな治療法を採用するにせよ、まず早期発見ががん治療の第一歩であることには変わりはありません。

がんが発見されるとき、どのステージで見つかるのかはさまざまです。ステージ1～2Aという、比較的早期で見つかった方は、がんであっても、長期にわたって存命されます。

ところが、残念ながらステージ3～4という、かなり進んだ状態で見つかった方は、やは

り生存期間は短い。がんにおいては、早期発見がいかに大切かということについては、科学的エビデンスがあるわけです。

がんの早期発見のためには、やはり定期的な検診です。私ぐらいの年齢（50〜60代）であれば、おそらくたいていの方が1年に1回程度の健康診断、あるいは人間ドックのようなものを受けているのではないでしょうか。

こうした検診に、がん発見のためのどのような検査が組み込まれているかは、医療機関・検査機関によって異なります。

肺がんや胃がんを発見するために使われるのがレントゲン。ただし胃の場合は、バリウムを飲んでおこないます。また、内視鏡、いわゆる「胃カメラ」もあります。大腸がんを発見する大腸内視鏡もあります。女性の方は、乳がんのためのマンモグラフィーなど、さまざまの検査方法があります。

世界保健機関（WHO）のデータを参考に比較すると、がんの新規罹患《りかん》率は、日本では10年で15・5％ほど増える傾向ですが、逆に米国では7％減となって、低下傾向にあります。死亡率も同様で、たとえば、乳がんは、米国ではこの20年間に30％以上の死亡率低下を実現していますが、日本では30％以上上昇するというようなまったく逆の傾向です。

また日本で増えている大腸がんでは、米国ではとくに中高年の罹患率と死亡率をかなり抑え込むことに成功しているのです。

この米国のがん対策成功の最大の理由はがん検診の受診率向上にあり、日本の場合、がん検診の受診率は、先進国のなかでは非常に低いのです。内閣府の調査によれば、検診にいかない理由は「時間がないから」というのが、最も多い答えだそうです。日本人は勤勉で仕事熱心ということかもしれませんが、ちょっと残念です。

実際、それだけ国民の意識ががんの早期発見に向いていなかった、ということもあると思います。われわれは国立がんセンターで、2014年からがんの早期発見プロジェクトを展開してきました。その甲斐あって、少しは国民の関心を高めることができたのではないかと思っていますが、それでも、検診の受診率は十分に高いとはいえません。

時間がない、という理由もたしかにあるかもしれませんが、案外、いちばん大きな理由は、「痛い、つらい、ちょっと怖い、だからいきたくない」ということではないかと思っています。

医療の世界では「侵襲性《しんしゅうせい》が高い」という言い方をしますが、要は患者さんの負担になるということです。誰だって、内視鏡やマンモグラフィーは嫌なものです。あまりやりたくないな、と思ってしまうものです(いずれも確実に科学的有用性が証明された検査方法です)。

腫瘍マーカーの限界

それなら、腫瘍マーカーならどうでしょう。腫瘍マーカーであれば、患者さんの負担は採血するだけです。侵襲性はほとんどありません。マーカーと呼ばれる物質が血液中にどのくらいあるのか、それを調べて、基準値よりも高ければがんに罹患している可能性が高いということがわかります。

ところが、この腫瘍マーカーにも問題はあります。現在おこなわれている腫瘍マーカー検査は、残念ながらそれほど精度の高いものではないのです。

現在世界中には42種類以上の腫瘍マーカーがあるといわれていますが、本当の意味で、がんの早期発見が可能なマーカーはほとんどない、といってもよいくらいです。

腫瘍マーカーでは、大部分の場合、初期のがんを検出できません。ステージ1〜2なら見逃すことがほとんどで、ステージ3〜4まで大きくなってからしか見つからなかった、ということもあるのです。

これは腫瘍マーカーのしくみを考えると当然ともいえます。がんは、大きくなって中心に血管が届かず栄養が来なくなると、壊死を起こします。その壊死した細胞がばらばらになって血液中に出てきたものを検出する、というのが多くのマーカーのしくみだからです。がんがまだ早期で小さいうちは、細胞が壊死することはほとんどないので、腫瘍マーカーでも発見は難しいのです。このような小さながんは、CTやレントゲンのような画像診断でも確実に見つけることは難しく、その結果、がんの早期発見はなかなか難しい、ということになってしまうのです。

では、何か他によい方法はないのでしょうか。胃カメラやマンモグラフィーのような大掛かりな装置に頼らず、誰もが1年に1回、気軽に受けられて、しかも早期発見の精度が高い検査方法はないのだろうか。そう考えて、われわれが着目したのが、エクソソーム。正確には、エクソソームに含まれるマイクロRNAです。

エクソソームから早期発見が可能に

それまでの研究で、がん細胞は自分の分身であるエクソソームに、マイクロRNAという情報を凝集して送り出している、ということがわかっていました。これは、血液中に流れているので、血液を採取してエクソソームをキャッチして、そのなかにがんのメッセージであるマイクロRNAが含まれているかどうか、調べればよいのです。

しかも、がんによって、発するメッセージはそれぞれです。つまり、どのマイクロRNAが増えているか、そのパターンを見れば、どのがんがメッセージを発しているかも特定できます。

それが世界で初めて報告されたのは2008年。びまん性大細胞型B細胞リンパ腫のマイクロRNA・診断マーカーで、ドイツのグループによってでした。

日本のチームもそれに続き、東京医科大学の大屋敷一馬《おおやしきかずま》・純子《じゅんこ》教授（当時）と黒田雅彦教授のチーム、さらにわれわれのチームで現在、国立がん研究センター研究所の主任研究員である山本雄介《ゆうすけ》博士が2009年に相次いで血液中のマイクロRNAの診断バイオマーカーとしての可能性を発表したことが発端となり、世界中でこの分野の研究開発が活発化することになったのです。

この方法で、胃がん、食道がん、肺がん、肝臓がん、胆道がん、膵《すい》がん、大腸がん、卵巣がん、前立腺がん、膀胱《ぼうこう》がん、乳がん、肉腫、神経膠腫《こうしゅ》、以上の13種類のがんについて診断できる技術を国立がん研究センター（中央病院の加藤健《けん》博士）と国立長寿医療研究セ

実現が間近な、エクソソームによるがん診断

	胃がん	食道がん	肺がん	
肝臓がん	胆道がん	膵がん	大腸がん	卵巣がん
前立腺がん	膀胱がん	乳がん	肉腫	神経膠腫

ンター（メディカルゲノムセンター長の新飯田《にいだ》俊平《しゅんぺい》博士）が中心となって開発しています。

　この方法が、いままでの42種類の腫瘍マーカーと大きく異なるポイントは、血液を流れるマイクロＲＮＡをマーカーとしている、という点です。

　マイクロＲＮＡは、微量でも高い精度で検出できます。これに対し、従来のマーカーはたんぱく質です。たんぱく質を高い精度で検知することは、技術的に困難なのです。

　また、がん細胞は、生まれれば必ず、自分を成長させたり、転移の準備をしたりするために、周囲に向かってエクソソームを放出します。ですから、がんが小さくても検知できるのです。

　前述したように従来のマーカーでは、壊死した細胞のたんぱく質を検知するしくみなので、ある程度大き

く成長してからでないと検出できない、という点にも問題があります。

つまり、マイクロRNAはたんぱく質よりも、早期発見に適しているのです。2014年からの5年間で、6万検体を解析し、13種類のがんと認知症を早期に発見する基礎固めが完成しました。プロジェクトの解析を担当した松崎潤太郎博士（慶應義塾大学、現在、米国に留学中）は、人工知能を使った自動運転システムの開発で名をあげたプリファードネットワークス社（PFN）と共同で、感度の高い診断法を確立しようとしています。

マイクロRNAは人体にわずか2600種類ほどしかないのですが、それらのネットワークは驚くほど複雑ですので、まさに人工知能（深層学習）の助けが必要だと私は考えていたところに、PFNアメリカの代表である大田信行博士と2012年ごろに出会ったことから、このような予想外の展開を生むことができたわけです。

このプロジェクト成果は、すでにいくつかの民間企業と共同で、検査機器や臨床の現場での性能を探る開発を進めています。最初は、大きな病院や検診センター、あるいは人間ドックで実用化されることになると思いますが、いずれは、保健所や町のクリニックでも気軽に検査を受けられるようになるでしょう。日本の企業の技術力であれば、近い将来、そういう時代がくるだろうと考えています。

最新の免疫療法が、エクソソームの活用でより効果的に

がん細胞に対して、抗がん剤や放射線で直接攻撃するのではなく、体がもともともっている免疫細胞を使って、攻撃するというアプローチがあります。その代表が、免疫チェックポイント阻害剤です。これは私の専門ではありませんが、エクソソームに関係するところもあるので概要をご説明しましょう。

前に少し触れましたが、がん細胞ができると、人間の体に備わった免疫機能がこれを感知して、攻撃を仕掛けます。

リンパ球であるT細胞は、免疫細胞の一つですが、このT細胞ががん細胞を攻撃しようとすると、細胞表面にPD-1という分子を発現させます。これは、免疫力を抑制する働きをするもので、誤って〝味方〟を攻撃してしまわないための安全装置です。標的細胞にPD-L1またはPD-L2という受容体があれば、これと結合して攻撃力をダウンさせます。この事実を、京都大学の本庶佑特別教授のチームが突き止めました。

がん細胞は、この免疫機能の安全装置を逆に利用して、T細胞の攻撃をかわすという巧妙な手段を使ってきます。自分の表面にこのPD-L1を発現させて、T細胞の攻撃力を

免疫チェックポイント阻害剤のしくみ

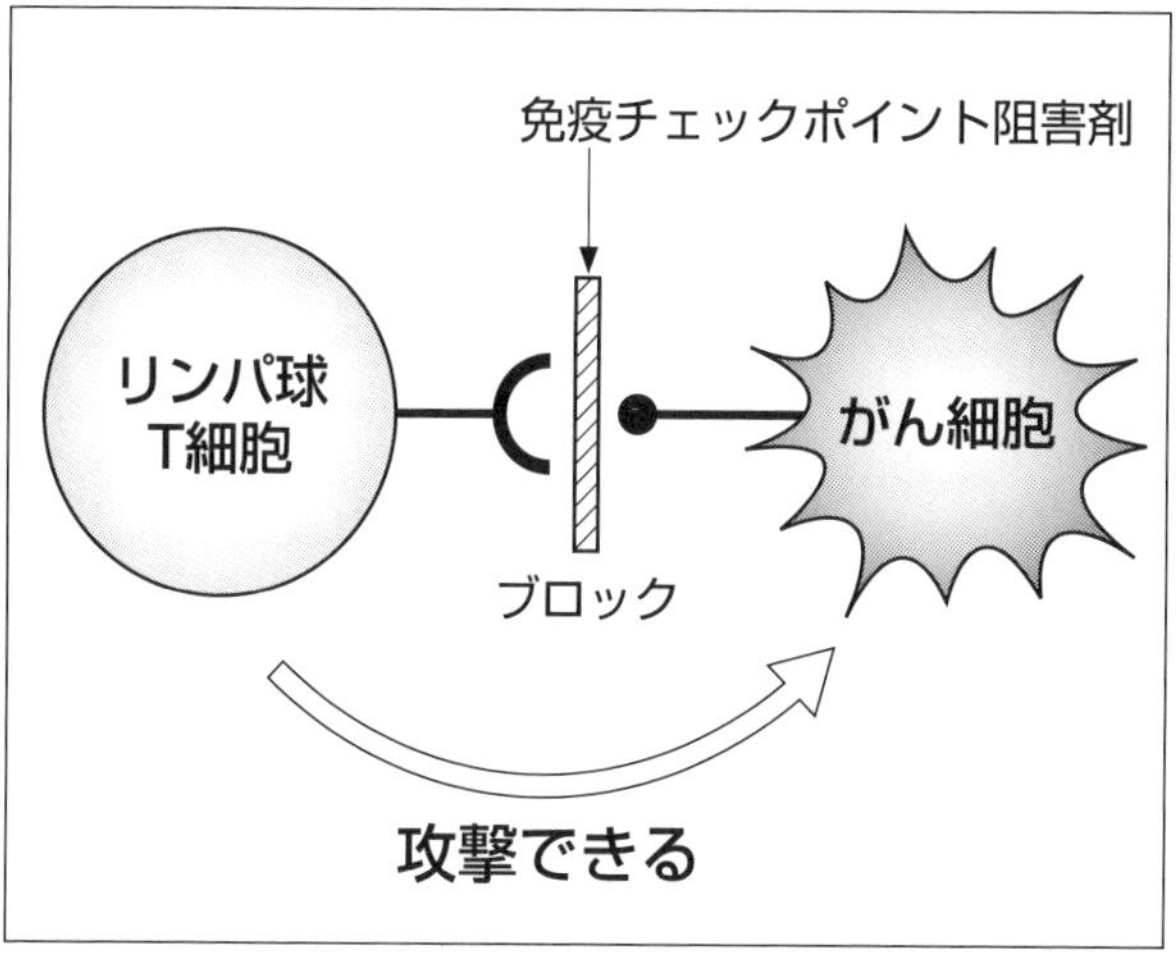

ダウンさせているわけです。

そこで、このがんの〝逆襲〟を防ぎ、T細胞が本来もっている攻撃力を遺憾なく発揮させるには、相手のPD-L1がT細胞のPD-1に結合しないようにブロックしてあげればよい、ということになります。

本庶特別教授のチームが発見したのは、このPD-1をブロックする抗体で、「免疫チェックポイント阻害剤」と呼ばれます。

PD-1をブロックすることで、免疫抑制機能がはたらかないようにして、T細胞本来の力でがん細胞を攻撃させる。「免疫療法」と呼ばれる治療法の一つです。

われわれのチームは、がん細胞の放つエクソソームを研究する過程で、このPD-L1

が、エクソソームの表面にあることに早くから気づいていました。

がん細胞の表面にあるPD-L1が、エクソソームの表面にもある。ということは、がん細胞は、T細胞が襲ってくるのを待たなくても、分身であるエクソソームを操って遠くにいるT細胞、あるいはまだリンパ節にあるT細胞を攻撃できるということです。エクソソームによって、周辺のT細胞を軒並みダウンさせてしまう、という戦略をとっていたのです。

しかし、がん細胞のこの戦略を、こんどはわれわれが逆に利用することができます。血液を採取してそのなかのエクソソームを調べれば、そこにPD-L1が発現しているかどうかがわかります。それがわかれば、免疫チェックポイント阻害剤を使用することでもたらされる効果を判定することができます。あるいは、効く人と効かない人を選別することができます。免疫チェックポイント阻害剤をより有効に活用することができるようになるのです。

効くはずの抗がん剤なのに、効かない人がいる理由

実はこの「がん細胞本体を攻撃しようとしたら、エクソソームに迎撃されてしまった」

ということについて、他にも似たような、印象的な事例があったことに思い当たりました。

よく知られた乳がんの治療薬で、ハーセプチンという薬があります。

乳がんには、比較的おとなしいものから増殖が活発なものまで、いくつかのサブタイプがありますが、HER2陽性というタイプはやっかいな顔つきをしています。アグレッシブです。このHER2陽性に対する抗体薬として開発されたのが、ハーセプチンです。

それまでは、HER2陽性の患者さんは過酷な闘病を覚悟しなければならなかったのですが、このハーセプチンができたおかげで、「あなたはHER2陽性です。でも大丈夫、いいお薬があります」といえるようになったのです。

ところがすぐに、このHER2陽性の乳がんの患者さんでも、ハーセプチンが効果ある方は限られている、ということがわかりました。あるデータでは27%。半数の患者さんにすら効かない。なぜなのか、不思議でした。試験管ではたしかに効き目がある。理論的には、効果があるはずなのです。

そうこうするうちに、あるニュースが入ってきました。アメリカのエクソソーム関連のベンチャー企業が、人工透析の会社を高額で買収したというのです。2010年ごろ、ロトバル博士のエクソソームの論文が出てから3年ほど経ったころです。

人工透析の技術で、いったい何をしようとしていたのか。それは、乳がんの患者さんの血液中の〝HER2陽性のエクソソーム〟を濾《こ》し取る技術を開発しようとしていたのです。つまり、前述のPD-1のケースと同じで、HER2は、がん細胞の表面にある分子ですが、実は、エクソソームにもあった。だから、HER2陽性の患者さんにハーセプチンを投与しても、がん細胞のHER2と結合する前に、エクソソームのHER2が結合してしまう。がん細胞本体には届かなかった。HER2陽性なのにハーセプチンが効かない、というのは、こういう理由が一部あったからだったのです。

そこで、この〝HER2陽性のエクソソーム〟を人工透析の技術を応用して除去してみたところ、ほとんどの患者さんに、ハーセプチンが効くようになったということです。

副作用のある抗がん剤を、より有効活用する

このケースでも、がん細胞は、抗体薬の攻撃をエクソソームを使って迎撃しています。がん細胞も、まさか人間が抗体薬をつくるところまで考えていなかったと思いますが、HER2はいわゆるシグナル伝達をする分子ですから、おそらく、周囲のがん細胞にシグナルを伝達するなどの何か別な意味があって、これをエクソソームでのせているのだと思い

ます。

そのように、がん細胞がある種のデリバリーシステムとしてエクソソームを利用することで、逆にハーセプチンをも撃退してしまう。抗体薬の効果をなくしてしまう、というところが、何とも恐ろしくもあり、不思議な気がします。

しかし、こうした事実に人々が気づいたからには、これからはHER2陽性でも、まず血液検査をして血中のエクソソームにHER2がない人に、ハーセプチンを投与する。HER2がある人は、これを除去してからハーセプチンで治療を開始する、という判断をすることで、現在の治療薬をより効果的に作用させる新しい手法の開発につながることになると思います。

ハーセプチンという薬は、効果はあるのですが副作用が大きいという側面があります。やってみて効果がないのでは、患者さんもつらいですから、効果があるとわかっている場合だけおこなう。そうでなければ、別の治療法にする、という選択も生まれるわけです。

がんと正常細胞の「分子の違い」が見つからない謎

エクソソームが注目されるようになったのは、そのなかにマイクロRNAという〝メッセージカード〟が入っていたからでした。いったん注目されたエクソソームはさまざまな目的で研究され、それによってまた新たな事実が明らかになりつつあります。

前述のＰＤ-Ｌ１やＨＥＲ２も、エクソソームの表面に発現していることは、誰も想定していませんでした。エクソソームがコミュニケーションツールであるという本質は変わりませんが、最初に注目されたマイクロＲＮＡだけではなく、もっと意外なかたちでコミュニケーションに利用されていることがわかってきたのです。

がんの研究では、臨床で患者さんの同意のもと、がんから摘出したがんの組織を分けていただいて、調べます。このときにがんの部分だけでなく、正常部分も分けていただきます。それぞれのたんぱく質、遺伝子、ＲＮＡを回収して、比較します。もちろんマイクロＲＮＡも比較します。同じ患者さんの、たとえば肝臓の組織の、正常な部分とがんの部分を比較することで、どこが違うのか。がんにしか出てこない物質はないだろうか、そうやってがんに特異的な何かを探ってきたわけです。

われわれが研究しているのは、核酸医薬です。核酸とは、ＤＮＡやＲＮＡなどの遺伝子情報を司る物質のことです。がん細胞のなかの、ＤＮＡやＲＮＡに、直接作用する薬が、核酸医薬です。そのためには、確実に狙った細胞だけに届くように、特殊なデリバリーシステムが必要です。もしも、がん細胞に特異的な、がん細胞の表面に出ている分子に目印をつけることができれば、そこにがんを攻撃する核酸医薬を送り込めるだろう。そう考えて、がん細胞に特異的な分子を探していました。

そのとき、われわれが取り組んでいたのは、膵がんです。臨床から膵がんの組織をいただいてきて、すりつぶして、たんぱく質を回収します。しかしいくらやっても膵がん特異分子は見つかりませんでした。

まったく何も出ないわけではありません。何かは出る。でも、必ずどこかの正常組織の細胞にも共通に見つかるものなのです。それでは使えません。それを目印にしたら正常細胞にも作用し、副作用が出てしまいます。「もうぜんぜんないな」と半分あきらめていました。「それはそうだな、がん細胞なんて正常な細胞が変異したものだから、当たり前だろう」と思いかけていました。

そう思いながら、一方で、膵がんの患者さんの血液からエクソソームを回収して、たんぱく質を調べてみたのです。血液中のエクソソームの大部分は、血小板や血球由来ですから、がん細胞のエクソソームはほんのわずかです。でも、このエクソソームのたんぱく質を解析してみました。

いろいろなたんぱく質が出てきます。1000種ぐらいあります。そのなかから、エクソソームの表面に出るたんぱく質だけに絞り込みます。

すると、「あれ？　なんだろうこれは」と思うような意外な分子がトップに上がってきたのです。われわれはずっと膵がんの組織を調べていましたが、その分子は、膵がん本体のがん細胞からはほとんど検出されていません。あってもごくわずかでした。100位まで見ていっても入っていないのです。それがなぜか、血液中のエクソソームからはトップで検出される。これはまったく予想していないことでした。

がん細胞は「飛び道具」を新たにつくり出していた

われわれはずっと、がん細胞から放たれるエクソソームは、そのがん細胞の一部だと思っていました。がん細胞が、その一部を切り出して、カプセル状にして送り出している、と思っていたのです。細胞も丸い、エクソソームも丸い。両方とも脂質二重膜をもっている。ですから、たとえばがん細胞がちぎれるようにして、エクソソームになる。そういう考え方もありえたわけです。そうであれば、エクソソームはがん細胞の性質を反映しているにすぎません。がん細胞の一部としての分身です。

ところが、そうではなかった。

実は、がん細胞は、エクソソームのなかに、特定の分子、マイクロRNA、たんぱく質だけを、選択して搭載することができる。がん細胞本体にないようなものも、自分の武器、飛び道具とすることができる。がん細胞には見つからないものが、エクソソームで見つかる。それが、メッセージ＝指令伝達物質としてはたらいている。

つまり、がん細胞本体よりもさらに、がんの性質を色濃く反映している、凝集している、それがエクソソームです。

２００７年の論文の時点では、このことはまだわかっていませんでした。ただ、マイクロRNAがある、ということ。これがおそらく相手の細胞に送り込まれて、何かの作用をするのであろう、ということ。それは、その時点では仮説であって、その後、２０１０年までの間に、われわれを含めた世界の三つのチームがそれぞれ研究に取り組み、証明していきました。

それだけでも十分に衝撃的ですが、実はエクソソームはがん細胞の一部などではなく、さらにそれを超えた存在だったということになります。

細胞そのものより「飛び道具」に、がんの本質がある？

だから、われわれもアプローチを変えました。がん細胞本体の組織を調べるよりも、分身であるエクソソームを調べたほうが、より確実な情報をもっている。それが、診断にも、治療にも、後述するDDS（薬を患部に届けるシステム）にもつながってくる、いちばんのポイントです。

がんの研究をするには、たしかにがんの組織そのものを見なくてはいけない。でも、それよりも、より〝がんらしい〟のは、エクソソームである。そこには、がんの情報が非常にセレクティブに凝集している。だから、もはやエクソソームを見たほうが、真実にたどり着く近道なのではないか、そう考えるようになったのです。

このようにして、われわれのチームの吉岡祐亮《ゆうすけ》研究員（現在、東京医科大学、講師）は、膵がんの患者さんの血液中にあるエクソソームにこれまで誰も気がついていなかった分子を二つも見つけました。

これをマーカーにすれば、膵がんの早期発見が可能です。しかも、このマーカーは膵炎ではあまり上がりません。膵がんか膵炎か、見分けがつきにくいような場合も、高い精度で膵がんを発見することができます。

もちろん、膵炎は良性疾患でも、そのなかにがんが隠れている場合があるので油断はできません。膵炎や膵囊胞《すいのうほう》などの良性疾患で陽性だった場合も、患者さんをしっかりフォローすることで、もしがんになっても早期に発見、治療することができます。

膵がんのマーカーとしては、すでにCEA、CA19-9などが実用化されています。しかし、これらのマーカーは、大腸がんや胃がんなど、他の疾患でも上がってしまいます。しかも、たしかに、CA19-9は、早期のステージの膵がんに反応します。しかし、膵がんだけでなく、いろいろな疾患で数値が上がりますから、これだけで膵がんと特定するのは難しいのです。偽陰性といって、膵がんでも数値が上がらない場合もあります。

われわれが見つけた二つの分子は、いまのところ、膵がんだけでしか数値が上がりません。膵がんのエクソソームにしかあらわれていないのです（一部、腎臓がんでも反応することもわかってきました）。特異性が高い、ということは、精度が高いということです。

これをマイクロRNAと組み合わせることで、より精度の高いマーカーとなるのではないかと考えています。この診断は、テオリアサイエンス株式会社という国立がんセンター研究所時代につくったベンチャー企業（東京医科大学客員研究員の水谷隆之博士が社長）によって実用化されました。

がん転移の阻止を、マウス実験でついに実現

エクソソームは単なるがん細胞の一部でない。その性質を凝集した分身である。このエクソソームを利用して転移を成し遂げる。それが、がん細胞の戦略なら、われわれが立てた戦略は、エクソソームをターゲットにすることです。戦略的に送り出した、そのエクソソームを叩こう、ということです。

がん細胞よりも、がんの性質を体現しているのであれば、これをマーカーとするだけでなく、こちらが利用することで、がん治療に活かすことはできないかと考えたのです。

われわれが最も力を入れているのは、エクソソームの表面の特徴ある分子を見つけることです。HER2陽性の乳がん細胞が放出するエクソソームの表面に、HER2分子が発現していたように、がんによって何か特異的な分子があるはずです。まず、これを見つけること。それが始まりです。そしてすでにいくつかの分子を発見することに成功しています。

表面の分子を見つけたら、どうするのか。作戦はこうです。

がん転移を防ぐしくみ

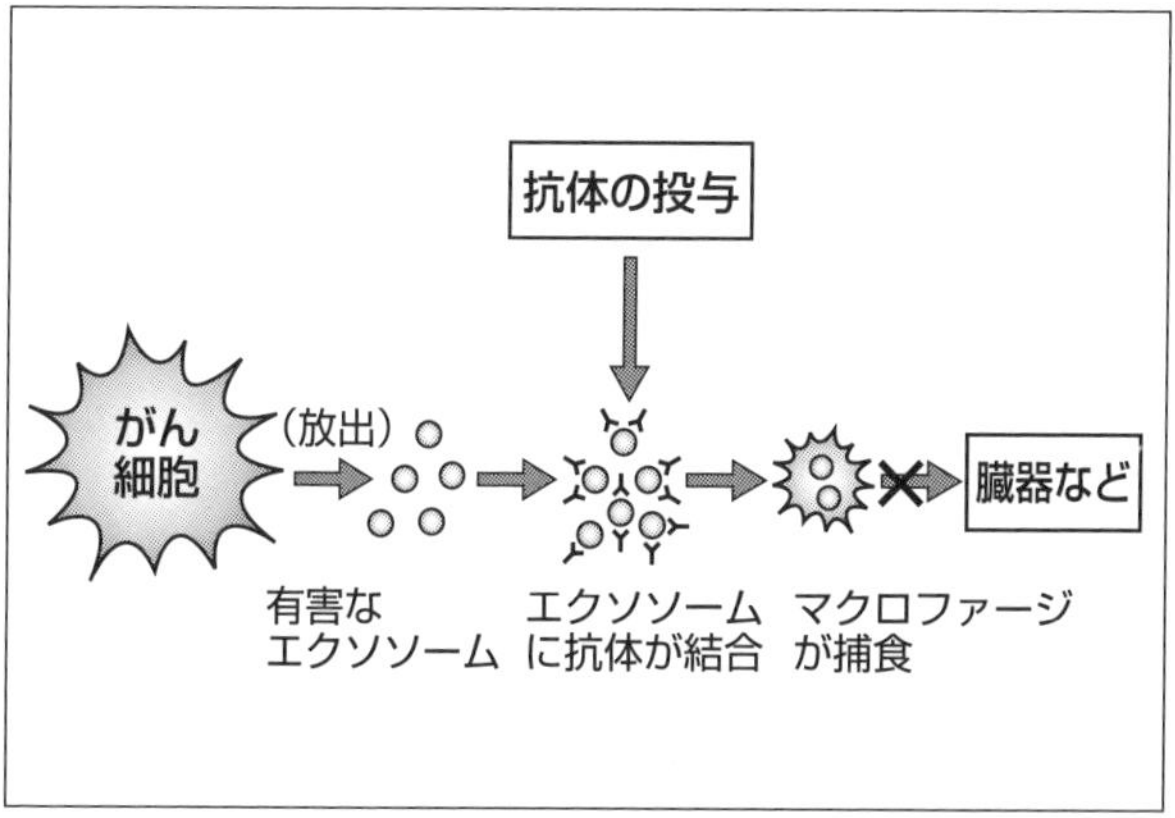

がん細胞は、エクソソームにマイクロRNAを入れて送り出します。これが血流にのって、転移先の臓器に着床し、転移の準備を始める。これががん細胞の目論んでいる手順です。

そこで、このエクソソームの表面の特異的分子に対して、抗体をつくります。そして、この抗体を表面分子に結合させます。するとこのエクソソームはどうなるのか。

表面に抗体が結合したエクソソームは、マクロファージによって発見されやすくなります。マクロファージとは、私たちの体のなかにいる細胞で、死んだ細胞の破片や編成物質などのゴミを食べてくれます。侵入した細菌なども、見つけたら食べます。そのはたらきから、貪食《どんしょく》細胞または〝お掃除細胞〟とも呼ばれています。

細菌などに抗体が結合すると、マクロファージが異物として認識しやすくなる。取り込みやすくなる。これは、オプソニン効果といって、昔から知られています。

つまり、抗体が結合したエクソソームは、マクロファージに見つかって食べられてしまう。だから、転移先にたどり着けない。よって、がん細胞は転移できない、というわけです。

これを、実験で証明したのが、京都大学で学位を取ってすぐわれわれのラボにポストドクトラルフェローとして赴任した青木（西田）奈央《なお》博士です（現在、米国に留学中）。

まずマウスに、がん細胞を移植します。肺転移性のがん細胞を移植すれば、肺への転移が100％起こります。このマウスに、エクソソームの表面分子に結合する抗体を投与します。人間の場合は、点滴をイメージしてください。マウスの体内のがん細胞は、肺に転移しようとして、エクソソームを放出しています。ところが、投与した抗体が、このエクソソームの表面分子と結合します。すると、マクロファージがこれを容易に発見して捕食してしまいます。だから、エクソソームは肺には到達できません。

その結果、抗体を投与したマウスは、肺への転移がほとんどありませんでした。また、血中のエクソソームもほとんど消えていました。

これは、いわゆる抗体医薬になるわけですが、このエクソソームの表面の分子に結合するものは、抗体ではなく、アプタマーというRNAをデザインして投与しても同じ結果になると予想されます。

現在、国立がん研究センターの部門長となった竹下文隆《ふみたか》博士（長年、核酸医薬を一緒に研究してきました）がこれを開発中です。まだこれは動物レベルでしか証明されていませんが、これから順次、臨床に移っていくことになるでしょう。

これが、われわれが目指している、エクソソームをターゲットとし、新しいがんの転移を抑える治療戦略です。

エクソソームを利用した「対がん」3つの作戦

がん細胞がエクソソームを利用している、この事実を手掛かりにしたときに、がん治療へのアプローチはいくつか考えられますが、大きくは三つでしょう。

一つは、エクソソームの分泌自体を止めてしまう、というアプローチ。がん細胞の出すエクソソームを正常細胞のものと比べると、圧倒的に量が多いということがわかります。

乳がん細胞の場合、ホルモン陽性の乳がんでも正常細胞の約10倍。ホルモン陰性のトリプルネガティブと呼ばれるタイプ、あるいはHERS陽性の悪性度の高い乳がんは、40～100倍もエクソソームを放出しています。

おそらく、がん細胞は、自分が生き延びるための、エクソソームを利用した特別なシナリオをもっているのだろうと思います。だから、エクソソームの分泌を阻害してしまうことで、そのシナリオを止めることができるはずです。

ですから、われわれも当初はこの可能性も念頭に置いていました。エクソソームの分泌を止めたら、がん細胞は小さくなるだろうと思っていたのです。ところが、そうはなりませんでした。転移だけが止まって、原発巣はまったく変わりませんでした。「あれ？　なぜだろう」と少し不思議に思ったものです。

がん細胞は、自分の武器がなくなってしまえば、もう何もできなくなるので死滅するのではないか、そう思ったのです。ところが死にませんでした。しかし、後述するように、いまにして思えば、われわれにとっては好都合だったわけです。

もう一つは、エクソソームの放出を止めるのではなく、放出されたエクソソームをトラップして無効にしてしまう。先ほど出てきた抗体を結合させて、掃除役のマクロファージに貪食させて消してしまう手法です。エクソソームの使命は、相手の細胞にメッセージを

エクソソームを使った対がん3つの戦略

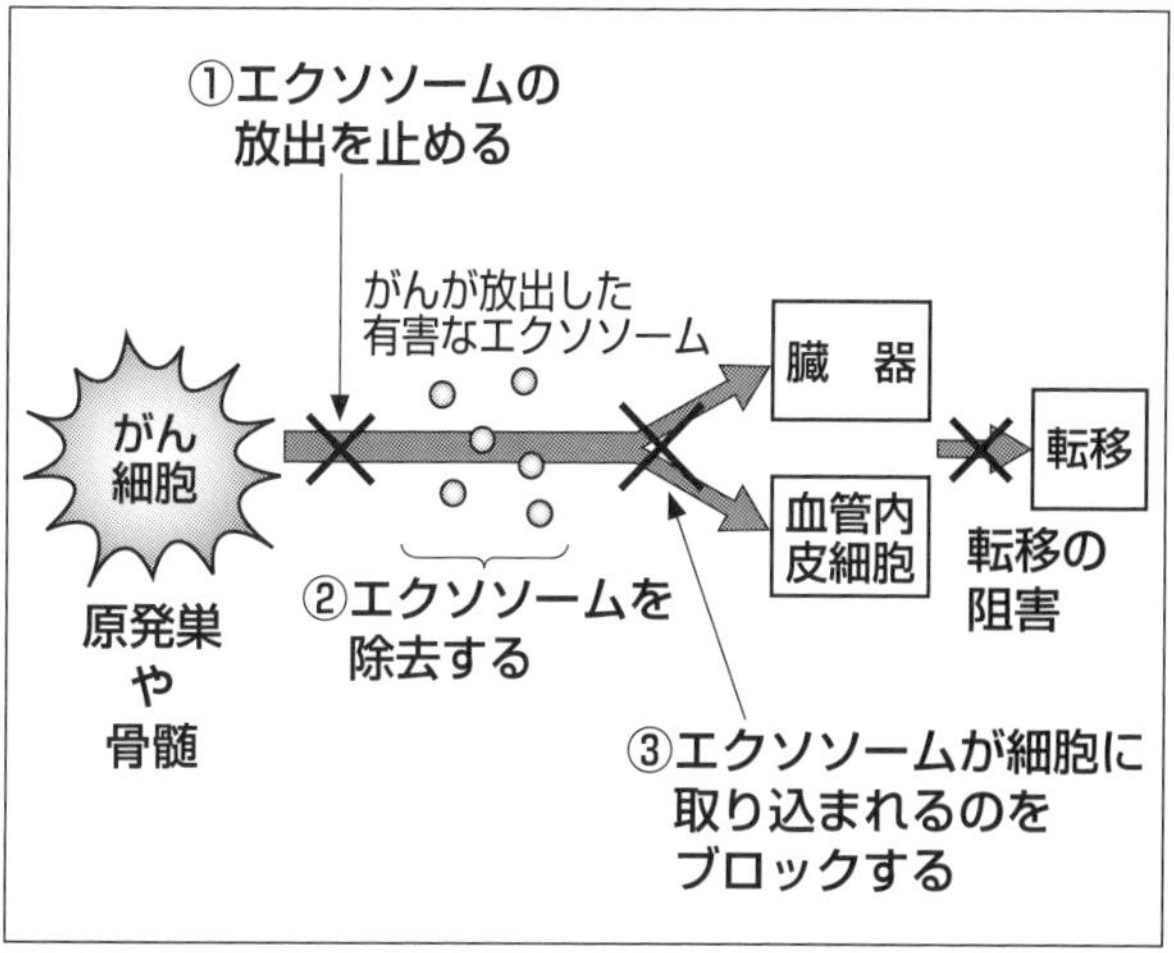

届けて、相手の細胞を自分の支配下に置いて援用することです。

乳がんの治療薬ハーセプチンは、途中でHER2陽性のエクソソームにトラップされてがん細胞本体のHER2分子に届きませんでした。これを、われわれが逆におこなう。

あとは、エクソソームが相手細胞に取り込まれるところをブロックする。

その三つのうち、どれがいちばんいいかというと、二つめのアプローチだろうというのがわれわれの考えです。

がん細胞が放出する悪いエクソソームをなくしてしまう。そうすれば、がん細胞はそれ以上転移してはびこることができなくなるからです。

がん細胞を直接叩かないという選択

がん細胞の本体をターゲットとせず、放出されたエクソソームをターゲットとする治療戦略には、二つの大きなメリットがあります。

一つは、正常細胞を攻撃しないということ。

抗がん剤治療の問題点は、がん細胞だけを選択して攻撃することが難しいということです。どうしても正常細胞にも攻撃が及んでしまうことになります。それが副作用をもたらします。それは、がんに特異的な分子がほとんど見つかっていなかったということに起因しています。しかし、エクソソームがその問題を解決するかもしれません。

エクソソームの表面にPD-L1が見つかったことは前述しましたが、このときもがん細胞そのものからは、なかなかPD-L1は見つからなかったそうです。がんの組織だけを見ている限りは、PD-L1の陽性細胞は実はあまり多くはないのです。

ということは、エクソソームの表面物質は、もともとがん細胞がエクソソーム専用にしている可能性がある。だから、がんの性質や多くのがんだけの情報が凝集されています。だから、ターゲットとして容易に捉えやすいのです。がん細胞のエクソソームだけをマクロファージに食べさせてしまえば、副作用はほとんどありません。
もう一つのメリット、これが実は大きいのですが、がん細胞の本体を攻撃しない、ということです。

変異を封じ、がんに耐性をもたせない

がん細胞を攻撃すると、がんは抵抗性を示します。第2次、第3次の変異を起こして、より抵抗力のある強いがん細胞に変身します。これは、われわれにとって脅威です。だからがん細胞にはいっさい触らない。その分身である、エクソソームだけをターゲットにする。そうすれば、がん細胞を怒らせることなく、転移だけをストップすることができます。

がん細胞が放出したエクソソームを、相手細胞に届く途中でキャッチしてしまえば、がん細胞はまったく気がつきません。抗体が結合して、マクロファージに食べられてしまっても、エクソソームはこれを知りません。エクソソームを送り出したはずなのに、何も起こらないことを不思議に思うかもしれません。「あれ？　なぜだろう。転移したいのだけれども、肺から何の返答もこないな」と思っているかもしれません。

このあたりのしくみはまだ十分に解明されていないのですが、エクソソームが転移に関係しているということだけは事実です。だから、われわれは、エクソソームを途中で捕まえてしまって、コミュニケーションできなくしてしまえば、転移を阻害することができると考えたのです。

エクソソームをなくすだけなら、前述したように、分泌そのものを止めることも可能です。がん細胞がエクソソームを分泌するメカニズムはだんだんとわかってきました。しかしそれを止めるには、がん細胞のなかにある遺伝子を制御しなければなりません。そのためには、結局がん細胞本体を攻撃することになります。そうすると、必ずがん細胞は〝抜け道〟を考え出すのです。

がん細胞がエクソソームを分泌するメカニズムはただ一つだけの分子によるものではありません。だから、攻撃されたがん細胞は、必ず回避する別の方法を見つけるでしょう。これも一つの抵抗性でしょう。攻撃されれば、より強いがん細胞に変貌する、ということです。

エクソソームの分泌を止めれば、がんは転移しない、という仮説は実験的には正しいことは間違いないのですが、がん細胞を攻撃したのでは、結局いままでの抗がん剤と同じことになってしまうのです。

せっかくわれわれはがん細胞の分身であるエクソソームというものを見つけたのだし、そのエクソソームの表面には特定の分子があることもわかっている。だから、この分子を手掛かりにして、これを抗体でブロックして、マクロファージに食べさせてしまえばいい。そうすれば、効率的に〝悪いエクソソーム〟を体からなくしてしまうことができる。転移を抑えることができる。がんがあっても、原発巣はそのままでも、転移がなくなれば、患者さんは生き延びることができる。それがわれわれの戦略なのです。

転移さえ防げれば、すべて解決するのか?

がん細胞の本体を攻撃しない。エクソソームをターゲットとすることで、転移を抑える。ここで読者の皆さんのなかには、疑問をもたれる方がいらっしゃるかもしれません。

転移を抑えるだけで大丈夫なのだろうか。がんを死滅させることはできないのだろうか。

もちろん、転移さえしなければ、がんは無害である、というわけではありません。しかし、なぜ、がんで命を落とすのか、ということを考えていくと、やはり転移が一つのキーになってくるのです。

たとえば、肝臓にがんが見つかったとしましょう。ステージ1、小さな腫瘍です。この段階で、患者さんが命を落とすことはありません。

では、骨に転移が見つかった、という段階ではどうでしょう。それで即座にこの方が命を落とすかというと、そんなことはないのです。たとえ胸骨、脊髄、骨盤に転移していたとしても、それですぐに命が奪われるかというとノーです。

もちろん、がんが取りついた部分の骨は脆《もろ》くなりますから、圧迫骨折といって、ちょっと尻もちをついただけで骨折してしまうようなことはあります。そのようなQOL（生活の質）を落とすような問題は出てきますが、がんが見つかった、転移が見つかった、というだけでは、死と直結する事態ではないのです。

実際の患者さんでも、そういう方はたくさんいらっしゃいます。CT画像でかなりのがんが確認されるのに、普通に歩けるし会話もできる、職場にも通えるという方を何人も見てきました。

では、がんの何が問題なのかというと、がんが私たちの生命維持活動に必要な臓器の機能を阻害する、ということです。たとえば、肝臓のがんがあまりに大きくなりすぎると、肝臓が本来の機能を果たせなくなります。そうすると、疲れやすくなる、食欲がなくなるなど、生命維持活動に支障が生じます。腎臓に転移して、腎機能が失われると、尿の老廃物や毒素を濾せなくなり、尿毒症になってしまいます。肺に転移すると、正常に呼吸ができなくなる、胸水が溜まってしまう、などの支障が出てきます。

また、あまりにがん細胞の量が多くなると、がんは正常細胞とは異なるエネルギー代謝経路をもっていて、グルコース（ブドウ糖）やアミノ酸類を大量に必要としますから、患者さんの栄養を奪ってしまいます。そうなると、患者さんの体重はどんどん落ちていきます。それがいわゆる悪液質という状態です。

こうしたさまざまな臓器の不全によって、患者さんの命が奪われてしまう。これがいわゆる多臓器不全です。

ですから、がん＝死ではないということ。転移＝死、でもありません。がんによって、結果的に臓器の機能を大きく損なうような状況になることで、初めて命に危険が及ぶ、ということです。

「がんを叩く」から「がんとの共存」へ

そのような前提から、私が提案するのは、「がんを叩く」ではなく「がんと共存する」

という発想です。

がんに罹患してしまったら、現状では転移までは想定せざるを得ません。でも、転移したらすぐに死かといえば、そうではないのです。たとえ転移があったとしても、すぐに亡くなることはありません。

大切なことは、転移があるかないか、ではなく、がんが広がっていくことを防ぐ、ということなのです。肝臓に転移しても、「あ、ここに小さな影が見えますね」という程度であれば、生活にそれほど大きな影響はありません。

だから、転移が見つかっても、がん細胞がエクソソームを使ってさらに自分の分身を増やそうとする、この目論見《もくろみ》さえ食い止めれば、大丈夫です。がんと共存しながら、職場へ通えるし、家族との時間を過ごすこともできるのです。

それよりもむしろ、抗がん剤やゲノム医療でがん細胞本体を攻撃する、それによって治療抵抗性ができてしまう。そのほうが問題なのです（もちろん、抗がん剤や分子標的治療薬などの標準治療を否定するわけではけっしてありません）。

さまざまな抗がん剤を試せば、がんは、それら抗がん剤から逃れるための手段を蓄積します。最後には、もうどんな薬剤も効き目がなくなってしまう。こうなると、ドクターも

〝お手上げ〟になってしまいます。がんは、もう自由気ままにどこへでもいけるようになります。全身の栄養を奪い、悪液質をもたらすことによって、サイトカインストーム（免疫細胞が暴走し、正常な細胞を攻撃する）のような多臓器不全を誘導して、患者さんを死に至らしめるということとなります。それが、最も恐ろしい状況です。

それよりもまず、転移をさせないこと。たとえ転移しても、がん細胞の活動範囲をそれ以上広げさせないこと。それを重要視すべきです。

乳がんの患者さんの経過を見ていると、「おや、こんなところに転移していますね」という方がよくいらっしゃいます。でも、それが増えないようにすること、免疫力を維持して再び暴れないようにしていくことで、さらに10年、20年とまったく問題なく過ごすことができます。

遺伝子の働きを抑える治療法とは

がん細胞がエクソソームをさまざまな目的で利用しているように、人間もまたエクソソームをさまざまな形で利用する研究を急速に進めています。リキッドバイオプシー（血液検査）によるがんの早期発見、転移の阻止、そして、ＤＤＳ（Drug Delivery System）もその一つです。

DDSについて説明する前に、少し話をさかのぼって核酸医療について簡単に説明しましょう。

2006年、「RNA干渉―2本鎖RNAによる遺伝子の抑制」の業績により、A・ファイアー博士とC・メロー博士にノーベル医学生理学賞が授与されました。このRNA干渉という現象は1998年に発見されたばかりで、それからわずか8年でのノーベル賞受賞は、異例のことでした。

RNA干渉は、植物の遺伝子操作から発見された現象です。植物のペチュニアの紫色をさらに濃くしようとアントシアニンを産生する遺伝子を組み込む操作をしたところ、たしかに紫色が濃くはなったのですが、白く斑《ふ》が入ってしまいました。

この植物は、この外から導入した遺伝子を異物と認識しました。そこで、そのはたらきを抑制するために、この遺伝子が情報をRNAに転写してメッセンジャーRNAをつくると、RNA分解酵素を発現してこれを分解します。

ところが、この分解されて小さくなったRNAが、もともと植物にあった遺伝子に取りついてしまった。すると、遺伝子が干渉を受けて、発現が抑制されてしまった。だから斑入りができてしまった。これがＲＮＡ干渉という現象です。

この現象を、医療に応用できないか、という研究が「核酸医薬」です。たとえば、がんの原因の一つにＲａｓという遺伝子があります。この遺伝子の発現が活性化すると、細胞はがん化します。そこで、Ｒａｓ遺伝子に対する22塩基のＲＮＡを合成して、これをがん細胞に導入します。するとこれがＲａｓ遺伝子に結合して、この発現を干渉、つまりノックダウンする。これが核酸医薬の考え方です。

この22塩基の小さなＲＮＡは、私たちの体のなかにはもともとなかったものです。それを合成して導入する。体のなかで、ＲＮＡ干渉という現象は、普通は起こっていません。ところが、ノンコーディングＲＮＡから読み出される小さなＲＮＡが、相手の遺伝子に取りついて、この遺伝子の発現を抑えてしまう。これがＲＮＡ干渉です。つまり、これまで説明してきたマイクロＲＮＡのはたらきは、ＲＮＡ干渉というわけです。

がん細胞によって上がったマイクロＲＮＡの発現を下げる、下がったＲＮＡをもとにもどす。あるいは、マイクロＲＮＡを合成して打ち込む。このようなものはすべて核酸医薬と呼ばれます。

薬を患部に届ける方法のヒントはエクソソームにあった

核酸医薬には、一つ問題点があります。それがDDS（Drag Delivery System）、つまり、どうやってその薬を患部に届けるか、ということです。

RNAで遺伝子のはたらきを抑えてしまおう、というわけですから、とても微小なものです。この微小な核酸を、血管に注入して、血液の流れで患部に届ける。それは点滴でも、注射でも同じです。

ところが、核酸は不安定ですから、血液のなかでは壊れてしまいます。それをいかにして壊れないように、患部に届けるか。そのために必要なしくみがDDSです。これまで、いろいろなたんぱく質やペプチド（アミノ酸の結合物）を、狙った患部に効率よく届けるにはどうしたらよいか試行錯誤してきました。

そのなかで、これまで、いちばん発達してきたのが、エクソソームとよく似た、リポソームという合成物質で、DNAやRNAを詰め込む研究が、いま、世界中でおこなわれています。

われわれもRNAをこのリポソームで届ける研究を進めていますが、これはまさに、エクソソームと同じです。「なんだ、エクソソームって天然のＤＤＳなんだ。私たちの体が初めからもっている物流システムなんだ」と、そう思わざるを得ないのです。

人間は、核酸医薬、あるいはペプチド医薬を、特定の細胞や臓器に送り届けたいがために、ＤＤＳという学問領域をつくって、多くの研究者が研究に従事してきました。それでも、なかなか目的の細胞だけに送り届けるのは難しい。いま、世界に完成しているものがあるかというと、なかなか１００点満点といえるものはまだありません。

しかし､最初から１００点満点のＤＤＳがすでにあった。それがエクソソームなのです。われわれの体のなかで、つねにそれがおこなわれている。がん細胞もそれを利用している。特定の細胞に、特定のＲＮＡを届けるために。がん細胞は、肺に転移したかったら、なぜかエクソソームを肺に移動（デリバリー）させているわけです。

だからわれわれは､天然のデリバリーシステムであるエクソソームを学び取ることで、いままでのＤＤＳという学問をもっと発展させることができるのではないか。あるいは、エクソソームをＤＤＳとして使えば、難なく当初の目的を達成できるのではないか、そう考えているのです。

世界中でしのぎを削る、エクソソームによる核酸医療

実際にわれわれは、ミルクのなかのエクソソームをDDSに応用する研究を進めています。いま、多くの研究者が考えているのは、世の中のありとあらゆるエクソソームをうまく利用して、そのなかに自分の運びたいものを入れて、パッケージングして、あとはエクソソームが本来もつデリバリー能力にまかせればいい、そういったことができないだろうかということです。

そのなかで、いま、さまざまな方法で、エクソソームを利用する方法を模索しています。たとえば、電気を利用する方法。まず、エクソソームを用意します。エクソソームの溶液のなかに、核酸を入れて電位をかけます。すると、エクソソームの表面の幕に穴が開く。と、同時に、穴から核酸がエクソソームのなかに入っていく。これが、エレクトロポレーション（電気穿孔《せんこう》）という方法です。この方法で、核酸医薬をエクソソームに入れる研究がおこなわれています。

まだ実験の段階なので、どのくらいの確率で入るのかは、はっきりとわかっていません。30％入るという報告もあるし、0・1％ぐらいではないか、という予測もあります。この

エレクトロポレーションをはじめとして、さまざまな方法が考案されています。

われわれも、エクソソームを利用したＤＤＳの研究は続けています。いま、牛のミルクのなかにあるエクソソームを、ＤＤＳとして活用できるという段階にはきています。

では、このなかに何を入れるか、ということですが、入れたいものはたくさんあります。治療効果を示すものがたくさんある。問題は、それをどうやって目的の宛先に届けるかということです。

がん細胞や疾患領域、がん以外であれば、動脈硬化のアテローム（脂肪がたまって肥厚《ひこう》した箇所）の部分の特定の細胞に、エクソソームをＤＤＳとして送り届けて、それを着床させるには、エクソソームの表面を変化させる必要があります。

ある特定の分子を発現させて、これが狙った臓器に届いて、相手細胞のレセプターと結合するようにデザインする。膵臓のがん細胞だけにいく、肺のがん細胞だけにいく、心臓にいく、動脈硬化のアテロームにいく、あるいは、脳の血液脳関門を構成している血管内細胞だけにいく。それが可能になれば、なかに内包した核酸医薬で目的が果たせることになります。

食品由来の運搬手段がやはり安全?

アメリカではすでに、エクソソームを使った脳腫瘍治療の臨床試験がおこなわれています。使われているのはグレープフルーツのエクソソームで、アメリカではグレープフルーツを食べる人が多いからなのか、グレープフルーツがよく使われます。グレープフルーツもミルクと同様に大量のエクソソームを含んでいます。

世界的に見ると、やはりいちばん多いのはミルクのエクソソームです。牛やヤギなどいろいろですが、ミルクのエクソソームは一度にたくさんとれるし、採取がしやすい。

それに、ミルクは私たちが普通に飲んでいるものなので、人間に投与しても安全です。牛乳にアレルギーがある人がたまにいますが、それは牛乳のなかのカゼインというたんぱく質が原因です。エクソソームにカゼインは含まれていないので、アレルギーの心配はありません。

合成した脂質をベースに合成したリポソームなどもDDSに使えますが、毒性が出てしまうことがあります。やはり毒性が少ない、という意味では、普段飲んだり食べたりしているものが安全でしょう。

大阪大学からわれわれのラボに研究にきていた曽宮《そみや》正晴博士（現在、大阪大学、助教）は、この牛乳のエクソソームの精製法を確立、そのエクソソームをエンジニアリングする研究を続けています。

疾患を遺伝子レベルで治療する、人間が発見したと思ったＤＤＳというしくみですが、すでにエクソソームがやっていた。だから、逆にエクソソームを利用できるかもしれないということで、いま、ＤＤＳの主流は、エクソソームになりつつあります。

これもまたエクソソームが注目されている理由の一つです。

がんの転移は自律神経に左右されるか？

さて、みなさんは自律神経をご存知ですね？　自律神経は、交感神経と副交感神経から成り、脳からわたくしたちの全身の臓器、たとえば心臓や腎臓などの末梢《まっしょう》臓器へ命令（電気的な信号）を伝える有線ケーブルのようなもので、すべての臓器の働きを調節しています。疫学研究では、慢性ストレスががんの進展を加速させることが数多く報告されていて、ストレスに関連する自律神経の変化が「がん」にも影響することが示唆されていました。

しかし、がん組織に実際に自律神経が入り込むのかどうか、あまりよくわかっておらず、さらには、がん組織だけに分布する身体局所の自律神経の機能を調べるための研究技術も未開発であったため、がんの病状に、がん組織内に存在する自律神経がどのように影響するのかは、わかっていませんでした。

現在、岡山大学の教授となった神谷厚範《かみやあつのり》博士と、われわれの研究チームは、自律神経が乳がんの増大に伴って、なんと乳がん組織内に入り込み、がんの増殖や転移に強い影響を及ぼすことを発見し、2019年に論文に発表したのです。

また、国立がん研究センター中央病院の乳腺腫瘍内科の下村昭彦《しもむらあきひこ》博士（現在、国立国際医療研究センター病院）のご協力で、ヒト乳がん組織解析をくまなく調べることで、交感神経密度の高い患者群は、交感神経密度の低い患者群に比べて予後不良（転移などが多い）であることを発見しました。

さらに神谷博士は、ウイルスベクター（遺伝子組み換えによってつくられた、遺伝子の運び屋となるウイルス）を局所注射することによって、がん組織に分布する自律神経の遺伝子を操作し、その機能をコントロールする「局所神経エンジニアリング」を開発しました。

この技術を用いてマウス乳がん組織に分布する交感神経を刺激すると、原発がんのサイズは時間とともに増大し、遠隔転移が増えました。逆に、がん組織に分布する交感神経を除去すると、原発がんの増大と遠隔転移は抑制されたのです。

抗がん剤などの標準治療法に対して治療抵抗性のがんも依然として多く、また、副作用の問題もありますので、新しいがん治療の創出が期待されています。われわれが見出した自律神経とがんとの新しい結びつきは、今後、がん組織に分布する自律神経を操作する神経医療（遺伝子治療など）として発展し、がんの新規治療戦略になる可能性があります。

近い将来、がん患者の方に、新しい治療法の選択肢を提供できるようになることが期待されます。基礎研究の発展は、これからも次々と新しい治療法を提供し続けることになるでしょう。

それよりも先に、日々の生活でできることがたくさんありそうです。自律神経の正しい調節、つまり夜になったら交感神経から副交感神経へのスイッチングをおこなって、傷ついた細胞や臓器の修復を寝ている間におこない、そして朝になったら交感神経をオンにすることで、臓器の活動を活発にする、そういうメリハリのある生活で、日々のストレスから体を守り、がんにならない生活を送ることが必要なのかもしれません。

4章 心臓、脳血管、肺炎、糖尿…死因上位の病気を克服する

期待される、がん以外の疾病への応用

われわれがエクソソームに関心をもつようになったのは、がんがきっかけです。がんの研究、とくに転移について研究を続けているなかで、エクソソームと出会ったのです。

たしかに、エクソソームを知ることで、がんに対する理解は格段に進み、診断や治療も新たな局面を迎えつつある状況です。

しかし、エクソソームを知れば知るほど、それはがんだけに関わるものではないことがわかってきました。がん以外の疾病、たとえば、循環器疾患、脳疾患など、さまざまな疾患に、このエクソソームが関わっている。発症や悪化のメカニズムに、エクソソームが重

要な役割を担っていることが、近年次第にわかってきたのです。

この本の冒頭でも言及したことですが、そもそも私たち人類にとって、がんは最大の難敵であることは間違いありません。

また、現実的な視点で見れば、医療費を大きく圧迫する要因であることも事実です。しかし、実際のところ、日本の国民医療費において最も大きな比重を占めているのは、実は、脳卒中など動脈硬化をベースとした循環器疾患なのです。

がんに比べ循環器疾患で大きな問題となるのは、治療期間の長さです。がんの場合も、患者さんが手術後も長く闘病生活を送ることもありますが、一方で、予兆なく突然死が訪れたり、見つかった時点で余命数か月という場合もあります。

動脈硬化の場合も、たとえば脳や心臓などに動脈硬化が起きることで突然死となってしまう場合も当然ありますが、たとえば、両下肢に動脈硬化が起きることで、突然歩行困難になってしまう。その後の人生を長期療養に費やさざるをえなくなるという非常にシリアスな問題も起こりうるわけです。

もちろん、突然死であろうと何であろうと、命を落としてしまうよりは、たとえ長期療養であっても、そのほうがずっとよいのは当然ですが、歩行困難になる、いわゆる寝たきり状態になる、といった場合には、多くの医療費と介護が必要になります。ご本人はもとより、ご家族の負担も大きなものとなってしまいます。医療費負担についても、トータルで見れば、がんよりも大きいということにもなりかねません。

循環器疾患の早期発見は可能か？

がんに関しては、このマイクロRNAをはじめとして、さまざまな最新医療技術が開発され、早期発見ができる時代がまもなくくるだろうと考えています。しかし、実際にいま、有効な診断マーカーがないのは、むしろ、循環器疾患なのです。

まず、課題の一つは、発見が難しいということ。

動脈硬化の検査は、通常、超音波やレントゲンなどでおこないます。最も簡単な方法は、左の総頸《そうけい》動脈をエコー（超音波）します。アイソトープ（放射性同位元素）も注射も必要ありません。この部位、つまり左の総頸動脈を目安にして全身の動脈硬化の度合いを判断する。つまり、推測しているに過ぎないのです。

これを実際に臨床データで見てみると、実は、必ずしもこの部位の状態が、全身の状態を反映しているとはいえません。つまり、推測の精度は思ったほど高くないのです。

こうした検査の結果に基づいて、「動脈硬化が進んでいます。気をつけてくださいね」といわれたとしましょう。ある程度進んでいれば、薬を飲むかもしれないし、血糖のコントロールをするかもしれません。しかし、結局動脈硬化が進行して、ある日突然、プラークと呼ばれる糊状の本体が原発から剝離《はくり》して、血管を流れていき、肺の血管を詰まらせて呼吸困難になる。あるいは、心臓に行き着いて、心筋梗塞になる。脳に飛べば脳梗塞を起こす、ということがいつ起こるのか、予測ができないのです。

ですから、まず、どの程度危険な状態なのかがわかるようなマーカーが必要なのです。われわれは、エクソソームによるがん治療の研究と並行して、この循環器疾患のマーカー探索のプロジェクトを２０２０年から開始することが決まりました。

これはマイクロRNAを中心としたリキッドバイオプシーで、血液中にあらわれるマイクロRNAを観測し、重症化する人を早く見つけようというプロジェクトです。

循環器疾患の場合、がんとは少し目的が異なります。がんの場合は、とにかく早期に、まだがんが小さなうちに発見することが非常に重要でした。循環器疾患の場合は、重症化する可能性が高いかどうかが問題になります。これから重症化する可能性の高い人を、早く見つけて、将来突然死を起こしたり、寝たきりになったりしないように早めに手を打つことが重要です。

がんの場合、患者さんの努力で発生を予防したり、進行を遅らせたりすることは、いまの技術では困難ですが、循環器疾患であれば、リスクが高い患者さんも食事制限、適度な運動などによってご自身で予防できます。あるいは問題となるアテローム（動脈硬化を起こした箇所）を外科的に切除したり、両下肢に起きている動脈硬化を取り去る、などの対策をとることで、心臓、脳、肺などに起こる疾患を防ぐことができます。

動脈硬化が飛び火するように広がる謎

われわれの研究は、まず動脈硬化の正体をさぐろうということからスタートしました。いままで、いろいろな説が唱えられてきましたが、実際のところ、その本体とはいったい何だろうか。動脈硬化はなぜ起こるのだろうか、という根本的な問題提起です。

動脈硬化の不思議なところは、1か所にできると、それが飛び火するように増えていくということです。これがどのようなメカニズムなのか、実はよく解明されていないことがまだまだあります。

動脈硬化の診断について、いままで、さまざまな造影、画像技術を使って、その進展度を測るシステムが開発されてきましたが、どれもアイソトープを使ったり、カテーテルを挿入したりと、診断がなかなかたいへんなのです。

われわれは、がん細胞のエクソソームに注目することで新たな事実を明らかにしたように、動脈硬化をベースにした循環器疾患についても、同様にエクソソームにスポットを当てることで、新しい知見が開けるのではないかと考えました。

動脈硬化を起こした血管内部の粥状《じゅくじょう》の部分には、がん組織同様さまざまな細胞が集まっています。マクロファージ、血管の末端細胞、リンパ球、好中球、間葉系幹細胞などの集合体です。

動脈硬化ががんのように〝飛び火〟するなら、おそらくエクソソームでメッセージを発信しているだろう。粥状に蓄積した部分から、エクソソームが分泌され、それが血液中に流れているので、それを捉えて、マイクロRNAや表面分子を分析し、メッセージを読み解いていけば、いま、全身でどのくらいの動脈硬化が起こっているか、ということが明確に定量化できるのではないか。もしかすると、場所もわかるかもしれない。そう考えています。

脳梗塞のリスクを予測できるか

さらに脳梗塞についても、リスクの高い患者さんを特定することが、エクソソームのメッセージを読み解いていくことで可能になるでしょう。

これは、マイクロRNAの研究の過程で偶然発見したものですが、継続的に検査していた患者さんのなかに、突然脳梗塞を起こされた方がいらっしゃいました。その患者さんの脳梗塞の前と後の血液中のマイクロRNAを比較してみると、脳梗塞を起こす数か月前から、ある特定のマイクロRNAが変化していることがわかりました。

この事実を手掛かりにさらに詳しく調べていくと、血液中のマイクロRNAの変化を観察することによって、脳梗塞を起こすリスクの高い患者さんを特定することができる、ということがわかったのです。

これはエクソソームのなかのマイクロRNAですが、表面分子でも同様の診断ができるのではないかと考えています。

このプロジェクトも現在進行中です。

悪玉エクソソームを抑えれば、動脈硬化は治療できるか？

エクソソームを使った、動脈硬化の治療についても研究を進めています。この研究のきっかけをつくっていただいたのは、実業家のハリー榎本氏にご紹介いただいた旭川医科大学の東信良《あずまのぶよし》教授です。

血管バイパス手術の世界的権威で、東先生の教室の門下生の若手の研究者、医師である菊地信介博士、そして栗山直也博士らとともに、この研究を開始しています。

いま、再生医療などさまざまな分野で注目されている、間葉系幹細胞という細胞があります。骨、軟骨、血管、心筋細胞に分化する能力をもつ細胞で、さまざまな疾患に対して、炎症を抑制したり、組織を修復するなどの効果のある分子を分泌することが知られています。この間葉系幹細胞が分泌するエクソソームも同様の効果があることがわかっています。

すでにある程度進行している動脈硬化を、もとの正常な状態に戻すために、おそらくこの間葉系幹細胞のエクソソームは非常に有効だろうと考えています。

さらに驚くのは、この間葉系幹細胞は、抜け落ちてしまう乳歯歯髄にも存在しており、江戸川病院の古賀祥嗣《こがしょうじ》博士は、ＳＧＦ（乳歯歯髄幹細胞培養上清《にゅうししずいかんさいぼうばいようじょうせい》）という形でさまざまな疾患に対する治療効果をご研究されています。

もう一つのアプローチは、がんの場合と同様です。がん細胞は、自身が分泌する悪玉エクソソームを利用して転移をしています。そこで、この悪玉エクソソームを抑え込んでしまえば、転移を抑えられるという戦略でした。

動脈硬化の場合も同様の戦略が可能だろうと考えています。悪玉のエクソソームを特定して、その表面分子に対する抗体、あるいはアプタマー（標的とするたんぱく質に結合してそのはたらきを阻害あるいは調節できる核酸分子）を投与することで、このエクソソームを抑えることができる。そうすれば、動脈硬化の進展を抑えることができる。そんなストーリーを考えています。これもまた、これからの研究になります。

死因上位に入る循環器疾患「COPD」をいかに治療するか

実はいま、われわれが最も力を入れているのは、ＣＯＰＤ（慢性閉塞性肺疾患）をはじめとする呼吸器疾患です。

ＣＯＰＤとは、喫煙やＰＭ２・５などによって肺が刺激されることで、気道上皮細胞が劣化し、それを治そうとして線維芽細胞が集まってきて線維化を起こす、という疾患です。

線維化して、気管支が硬く、分厚くなってしまうため、呼吸が苦しくなる。肺そのものが硬くなり、肺がうまく働かなくなってしまいます。

この疾患もやはりマイクロRNAが関与しています。ストレスによって気道上皮細胞が老化すると、miR-210というマイクロRNAが増えてきます。このmiR-210が「肺の細胞を硬くしろ」というメッセージを出しているわけです。

この新たな研究を開拓したのは、慈恵会医科大学の呼吸器内科の桑野和善《くわのかずよし》教授の門下生で、われわれのラボにリサーチレジデントとして研究に来た藤田雄《ゆう》博士、彼はまさにこの分野のパイオニアになっています、そして彼の後輩の門田宰《つかさ》博士です（門田博士はＩＰＦという特発性肺線維症をエクソソームで研究しています）。

このＣＯＰＤの治療にも、前述の間葉系幹細胞が分泌するエクソソームが有効であることがわかってきています。面白いことに、この間葉系幹細胞が分泌するエクソソームは、特別なものではありません。もともとある正常細胞から出るエクソソーム、いわゆる〝善玉エクソソーム〟です。

つまり正常な状態では、エクソソームが私たちの体を健康にしてくれている。そのことを、このエクソソームがそのまま治療薬になるという事実が、証明してくれているわけです。

このCOPDという疾患は、がんほど〝悪名高く〟はありませんが、死亡数は多く、三大疾患（がん、心疾患、脳卒中）の次、世界的に見れば、死亡原因の第3位です。それだけ、苦しんでいる患者さんが多いということです。

新型コロナ禍で重要性が高まる、肺疾患の治療法

ところで、われわれがこのCOPDの研究をしている最中に、新型コロナウイルスのパンデミックが起きてしまいました、そしてこのウイルスによって発症するARDS（急性呼吸逼迫症候群）を中心とした、あるいはサイトカインストームをベースとする、肺の炎症疾患、重症な呼吸器不全にも、どうやらこの間葉系幹細胞や正常な気道上皮細胞のエクソソームが有効だということが、動物実験でわかってきたのです。

マウスの肺に、人工的にARDSを誘発してサイトカインストームを起こします。この状態で、間葉系幹細胞や気道上皮細胞のエクソソームを投与すると、治癒することができました。

呼吸器系疾患への間葉系幹細胞や気道上皮細胞のエクソソームの投与は、経気道的におこないます。つまり、霧状にして患者さんが吸い込むだけでよいのです。それで治療がで

きる。これは多くの患者さんを救える治療法になるとわれわれも期待しています。

いま、こういう状況ですので、われわれも、エクソソームを利用した感染症の治療に挑もうという方向に、少し修正しているところです。エクソソームの大量精製という技術の壁を乗り越えるために、世界でも有名な澁谷《しぶや》工業（金沢市）の皆様が協力してくださっています。日本の技術力は本当にすばらしく、国内トップシェアのボトリング技術も有するこの会社は、5リットルの大量の培養上清（ヒトの幹細胞を培養した際にできる上澄み液）からわずか1時間で、患者さんに投与できるグレードのエクソソームを精製できる能力のあるシステムを完成させました。

それでも、最終的にはやはりCOPDに狙いを定めていきたいという意向は変わりません。世界で多くの患者さんを救うことになるからです。

COPDに加えて、アメリカでは、肺線維症の患者さんがたくさんいます。喘息《ぜんそく》で苦しんでいる人も、世界中にものすごくたくさんいます。エクソソームを利用したCOPDの治療法が確立できれば、今後そのようなすべての肺疾患の治療法に応用できる可能性があります。ですから、人での臨床試験を進めながら、安全性、有効性を確認し、承認薬を目指した開発をいま、戦略的に進めつつあります。

心筋梗塞の死亡率は下げられる

心筋梗塞の場合、死亡する方のうち3人に1人は、発作時に一命を取り留めた後、数時間後〜数日後に命を落としています。

その原因は意外なことに、ダメージを修復する線維芽細胞にあることがわかっています。心臓には、心臓を動かす心筋細胞と、ダメージを受けた部分を修復する線維芽細胞があります。

心筋梗塞を起こすと、線維芽細胞が増殖してダメージの修復を始めます。このとき、線維芽細胞が増殖しすぎて、生き残っていた心筋細胞を壊死させてしまうことがあります。

これが、一命を取り留めた後の死亡例の原因だったのです。そこで、エクソソームを使って線維芽細胞に「これ以上増えるな」というメッセージを送ることで、死亡率を下げることができると考えています。

この研究をしているのは、スペインのバルセロナからわれわれのラボにきているプリエトヴィラ・マルタ博士です、彼女は東京医科大学の客員研究員の村中麻生《あさお》博士と共同で、心筋細胞から分泌されるエクソソームを心疾患の治療に応用する研究を重ねています。

傷んだ肝細胞をよみがえらせ、肝臓疾患を治療

肝臓は、さまざまな機能を発揮してわれわれの生命維持に大きく貢献している臓器の一つです。

沈黙の臓器、という別名があるようにとても我慢強く、アルコールや脂肪過多などの暴飲暴食でかなり痛めつけても簡単には音《ね》を上げずに、黙々と頑張ります。その結果、決定的なダメージが生じてから病気が判明します。この傷んだ肝臓の機能をもとにもどすのにも、これからエクソソームが大事になってきます。

肝臓の疾患を治療できるエクソソームにたどり着くのにはラボの長い研究の歴史がありま す。最初は、東京大学からリサーチレジデント（厚生労働省によるがん研究の若手育成事業）できていた山本華子《はなこ》研究員（現在、群馬大学教員）で、彼女はES細胞が機能をもった肝臓に分化できることを世界に先駆けて証明した研究者です。

その成果は肝臓の専門誌の表紙にもなったほどです。ですが、ES細胞やiPS細胞などの人工細胞から本当の意味での肝臓細胞をつくるのは容易ではなく、いまでもこの路線では治療にはたどり着いていません。

次にわれわれが挑んだのは、脂肪組織に存在している間葉系幹細胞で、これはポーランドの名門大学から留学してきたアグネス・バナス博士（現在、ポーランドのクラクフ大学研究員）によっておこなわれました。

彼女は間葉系幹細胞の細胞移植治療が、傷んだ肝臓や、肝硬変になった肝臓をもとにもどすことを実験的に証明したのです。この成果の裏には、現在も共同研究を続けている、株式会社バイオミメティクスシンパシーズの漆畑直樹《うるしはたなおき》社長、隠岐勝幸《おきかつゆき》研究員が提供してくださった優秀な培養液が大きく貢献しています。

しかし、やはりこうした肝臓細胞以外の細胞から得られる治療効果は限定的なため、われわれは次の作戦を考えることにしました。

ちょうどその時期に、東北大学からやってきた型破りのスケールをもつ若手研究者、川又理樹《かわまたまさき》博士（現在、九州大学、助教）が、われわれのラボで面白い研究をしていました。彼は世界で誰もできなかったラットのES細胞を高率に作製することに成功したのです。

川又博士の生み出した技術は、遺伝子を使うことなく、ステム細胞（幹細胞）を安全につくり出し、なおかつ長期間にわたって安定に培養維持できる画期的な技術でした。

その技術とアイデアを肝臓研究に応用したのが、当時、京都大学を出て、東京大学の大学院生としてラボに出入りしていた、勝田《かつだ》毅《たけし》博士（現在、米国留学中）です。彼は日夜を問うことなく猛烈に研究に没頭し、ついに、成熟した肝臓の細胞を若返らせることに成功したのです。

ロート製薬株式会社の山田邦雄会長のご支援もあって、この肝臓から生まれた不思議な細胞は、肝臓のステム細胞として、自由にたくさん増やすことが可能になり、肝疾患で、移植を待つ患者さんにこれから大いなる希望をあたえ医療の発展に寄与することが期待されています。

実はこの若返った肝臓のもとになる細胞からもエクソソームが分泌され、そしてこのエクソソームこそが、肝臓に起こる線維化という病態を抑えることができることが証明されました。この研究をおこなったのは、慶応義塾大学薬学部の修士課程の大学院生だった山口智子さんです（現在、製薬企業の研究者）。こうした若い研究者たちの多大なる努力の積み重ねによって、エクソソームによる肝臓疾患の治療が実現化に向けて進んでいます。

エクソソームで血糖値をコントロールし、糖尿病を治す

糖尿病もまた、現代社会では大きな問題となっている生活習慣病の一つですが、これも

エクソソームに着目することで、新しい治療の糸口が見えるのではないかと思っています。

前述のように、間葉系幹細胞は、いわゆる〝善玉エクソソーム〟のもととなる細胞のひとつですが、この間葉系幹細胞を糖尿病モデルのマウスに投与すると、これを改善するということがわかっています。間葉系幹細胞には、血糖値をコントロールするはたらきがあるのです。エクソソームは、細胞の分身ですから、当然この間葉系幹細胞から分泌されるエクソソームもその能力があると考えてよいでしょう。

そのメカニズムについてはまだよくわかっていませんが、インスリン（血糖値を低下させるホルモン）に関係するマイクロRNAがいくつか報告されています。つまり、エクソソームの中身が、インスリン抵抗性（インスリンが十分にはたらかない状態）をコントロールする、ということが考えられます。ただし、本当にそれだけかどうかは、まだよくわかっていません。

細胞には、外からやってくる物質を受け入れるしくみがあります。ACE2という言葉を、最近のコロナウイルスに関連して耳にすることがあると思いますが、コロナウイルスは、このACE2という受容体を使って細胞に侵入します。しかしこのACE2は、ウイルスのためにあるわけではありません。本来は、血圧や血糖のコントロールのためにあるものです。

ですから、このＡＣＥ２という受容体を、エクソソームが利用して、何らかのコントロールをするということがあっても、おかしくはないだろうと思います。このＡＣＥ２あるいはそれと同じような、インスリン抵抗性を制御する分子を、エクソソームそのものがもっている、という可能性もあります。

事実、この新型コロナウイルスの受容体のＡＣＥ２は、エクソソームにもあることもわかっており、またフランスの研究チームは、すでにＡＣＥ２を多量にもった人工エクソソームの開発に着手していて、ウイルス感染の予防薬がエクソソームのかたちで世の中に登場する日も、すぐにくるかもしれません。

われわれはたまたま間葉系幹細胞のエクソソームが、インスリン抵抗性を抑えて糖尿病を改善することを確認しましたが、もともとインスリンを合成する膵臓β細胞のエクソソームもおそらく同じような作用をするだろうと考えています。このことについても、今後もさらに研究が必要だろうと思っています。この研究は現在米国にいる松崎潤太《じゅんた》郎《ろう》博士に今後の展開を期待しているところです。

もっとも、糖尿病にはⅠ型とⅡ型があって、そもそもβ細胞がない方（Ⅰ型）もいるので、エクソソームだけで完全に治療できるというわけではないだろうと思います。たとえば、iPS細胞のβ成分が必要なのか、あるいは、前駆細胞を何らかの方法で導入する必要があると思いますが、そのような治療と組み合わせながらやっていくのが、エクソソーム治療だろうと思っています。

実はもう一つ、われわれのチームがアプローチしていることがあります。それは、動脈硬化という側面から、糖尿病の治療が可能なのではないか、ということです。

糖尿病は、インスリンが足りない、はたらかないなどの理由で、糖を吸収できない状態になってしまう疾患です。糖を吸収できないと、血管のなかに糖が大量に蓄積され血管を傷つけてしまう、挙句に血栓ができてしまう、ということが実は問題なわけです。

そこで、血管や臓器の細胞を修復する〝善玉エクソソーム〟を静脈投与することで、さまざまな部位を修復し、糖尿病がもたらす血栓も含めた治療ができるのではないかと考えているのです。

心の疾患も、エクソソームと関係していると確信する理由

うつや統合失調症など、いわゆる〝心の病気〟といわれる疾患についても、やはりエク

ソソームでアプローチできるのではないかと考えています。

心の病気といわれているさまざまな疾患は、実は脳の疾患であるということが最近の研究ではわかってきています。たとえば、うつ病の場合、職場や家庭の人間関係などさまざまなストレスが引き金になりうるわけですが、その症状「食欲がない」「やる気が出ない」などは、セロトニン、ドーパミンなど脳内の神経伝達物質（ニューロトランスミッター）のバランスが崩れることで引き起こされると、医学的には考えられています。

脳は、さまざまな情報を伝達する指令本部のようなものといってよいでしょう。基本的には脳から情報を発信して、全身の各臓器に伝えることで、生命活動が維持されているわけです。

脳の情報は非常に重要ですから、伝達手段として電気信号を使っています。それが最も速いからです。

これは、活動電位といわれるもので、細胞が何らかの刺激を受けることで電位の変化を生み出し、組織内あるいは組織間で情報を伝達するしくみです。電気信号ですから伝達速度が速い、つまり危険をすばやく回避できるという意味で、生命にとって必要なコミュニケーション手段です。

しかし、脳内においても、細胞間のコミュニケーションは、活動電位だけではありません。他にも、エクソソーム内のマイクロRNAの伝達、たんぱく質などで情報交換をおこなっています。

神経における情報伝達のしくみは、こうです。神経細胞の終末に電気信号がくると、神経伝達物質と呼ばれる化学物質が送り出される。この神経伝達物質が、相手の神経のレセプターにキャッチされ、電気信号に変換される。そのようにして、細胞間で情報が交換されます。しかし、交換されているのは電気信号だけではない、ということが最近わかってきました。

神経終末の細胞からも、エクソソームは出ていて、そこにはマイクロRNAが含まれているのです。

いままで考えられていたのは、電気信号による情報交換と、たんぱく質の交換でした。たしかに電気信号は瞬時に伝わります。それに比べて、たんぱく質はなかなか伝わりにくいし、相手のたんぱく質合成を誘導するには、もっと時間がかかります。

そこに何かが欠けているのではないか。それはひょっとしたらマイクロRNAなのではないかとわれわれは考えています。

1章で触れたように、本来RNAというものは、それ自体は機能をもたない中間体です。しかし、ノンコーディングRNAの一つであるマイクロRNAは、それ自体単独で機能をもっています。マイクロRNAによる情報伝達は、電気信号ほど速くはないけれども、たんぱく質ほど遅くもない。ある程度のスピードをもって、相手に情報を伝えるというはたらきをします。

考えてみれば、がん細胞がエクソソームのなかにマイクロRNAを入れて相手に運ぶのは、たんぱく質よりも速く、情報伝達ができるからです。

ですから、脳はエクソソームを使っているはずです。エクソソームにRNAを入れて届ける、というコミュニケーション手段を使っているはずです。これはわれわれのチームだけでなく、多くの脳科学の研究者たちも、考えていることです。

いままで、心の病気と呼ばれる脳の疾患では誰もエクソソームに注目することはありませんでした。しかし、いま、われわれがエクソソームに焦点を当てることで、いままでわからなかった、うつや自閉症のメカニズムが解明されることがあるかもしれません。

たとえばエクソソームの乱れが、こうした脳の疾患の原因になっていることも、十分に考えられます。そのメカニズムさえわかれば、がんの場合と同じように、治療のための戦略が立てられる、ということなのです。

アルツハイマー型認知症と、がんの意外な共通点

そうした道筋がすでに見え始めているのが、アルツハイマー型認知症です。これはすでに、エクソソームが関与していることがわかっています。

アルツハイマーの原因はいくつかありますが、なかでもアミロイドβ説はかなり有力なものです。アミロイドβは脳内でつくられるたんぱく質の一種で、健康な人の脳にも存在しますが、通常は短期間で分解されて排出されます。

ところが、何らかの理由で（そのメカニズムはまだ解明されていません）、このアミロイドβが排出されずに蓄積されてしまうと、脳神経を傷つけてしまい、認知症に発展すると考えられているのです。

つまり、アミロイドβの産出を抑えることができれば、アルツハイマー型認知症を予防・治療することが可能なのです。

そこで、ある動物実験をおこないました。すでにアミロイドβの蓄積が起こっているマウスに、アミロイドβの産出を止めるように改変した遺伝子を移植する、という実験です。

ところが、なぜかアミロイドβの増殖は止まりませんでした。

このとき、マウスの脳で起こっていたのは、こういうことです。いったんできたアミロイドβが、何とエクソソームによって、もとの神経細胞から別の神経細胞に〝飛び火〟していたのです。

この行動は、がん細胞の転移と似ています。アルツハイマーという疾患は、エクソソームを使って、アミロイドβをどんどん周囲に拡散している。ばらまいている。そして、次々に周囲の神経細胞にダメージをあたえている、ということがわかったのです。

なぜ、こんなことをするのか、理由はよくわかりません。私も不思議に思います。ただ単に、エクソソームをゴミ箱として使っている、ということかもしれません。「アミロイドβが溜まってしまった、これはまずい」と思って、エクソソームというゴミ箱に詰めて、放り出す。「ゴミ箱」は、エクソソーム本来の機能ともいえるので、これは理にかなった解釈です。「ゴミ箱」にアミロイドβを詰め込んで放出したら、別の細胞が食べてしまった、というのが意外と単純な事実なのかもしれません。

がん細胞のように、悪質ではないにせよ、このように、エクソソームが人間に害をなす方向で使われている、ということは、どうやらありうるようです。しかし、いったんのそのメカニズムが解明されれば、がん細胞のようにそれを逆手にとることで、予防や治療への道が見えてくるだろうと思います。

新型コロナ感染症が重症化するメカニズム

２０２０年は、新型コロナウイルスが世界中で猛威を振るい、７月末時点で出口が見えない状態です。この新しいウイルスについて、まだ詳しいことはわかっていませんし、研究も追いついていません。

ですが、１章で触れたように、私は新型コロナウイルスもおそらくはエクソソームを利用しているだろうと考えています。

新型コロナウイルスの問題点は、重症化すると死に至る可能性がある、ということ。感染するかどうかよりも、重症化するかどうかが重要な問題です。軽症で治った人は「風邪をひいたようなもの」といいますし、感染しても無症状のまま治癒したという人もいます。

それでも、なかには重症化する人もいます。その割合も信頼できるデータがありません。中国のデータによれば、感染者のうち、22％が重症化して、そのうちＡＲＤＳという重症の呼吸器不全に陥るのは、59％とのことです。ですから、感染者の約10％程度が、重篤な状態になるということになります。

さらに、肺の炎症だけでなく、心筋炎や血管炎で亡くなる方もいるということもわかってきました。全身を侵す疾病なのです。実は、ここがこれまでのインフルエンザウイルスやコロナウイルスと違うところで、だからこそ全世界が注目しているのです。

このいったん体に入ったウイルスが、全身に伝播する（新型コロナウイルスの場合は肺だけではなく、心臓、脳、全身の血管など）、というパターンは、スピードの差はあっても、がんと類似しています。ですから、がん同様、コロナウイルスもやはりエクソソームを利用しているのではないかと考えられるのです。

もしもそうだとするなら、エクソソーム分泌阻害薬が、コロナウイルスが体内で伝播して重症化するリスクを減らせるのではないかと思います。

コロナウイルスもそうですが、ＥＢウイルス、ＨＢＶ（Ｂ型肝炎ウイルス）、ＨＣＶ（Ｃ型肝炎ウイルス）、これらは間違いなくエクソソームを使って周囲の細胞に伝播しています。最初のウイルスの侵入は別ですが、いったん体内に入ったウイルスが、周囲の細胞に広がっていくとき、ウイルスのＤＮＡやＲＮＡがコピーされることで広がっていきます。このとき、エクソソームが使われている、これは間違いありません。

ウイルスがエクソソームの殻を被って偽装することで、体内の天然のデリバリーシステムであるエクソソームの物流システムにのって全身を移動する、それがいちばん効率がいい方法だからです。

ビタミンD_3が新型コロナに作用する理由

この新型コロナ禍で、ビタミンD_3という栄養素が注目されました。日光浴をするとビタミンD_3が増える、すると免疫力が高まる、そんな話を耳にしたことがあるでしょう。

ビタミンDには2種類の化合物があります。植物がもっているビタミンD_2と、動物しかもっていないビタミンD_3です。ビタミンD_3は、サーモンのようなピンク色の肉質をもつ魚に多く含まれています。私たち人間ももっていて、皮膚を太陽に当てることで合成されます。夏場ですと手のひらを太陽に15分当てるだけで、血中濃度が上がります。

でも、現代人は基本的に日焼けを嫌います。とくに女性は白い肌をよしとしますから、日焼け止めを塗って、肌に陽を当てないようにしている人が多いようです。ですから、現代人はビタミンD_3が不足しがちだとよくいわれるのです。

このビタミンD_3は、最近ヨーロッパ各国がさまざまな臨床研究をしていて、乳がんの転移を遅らせるはたらきがあることがわかっています。新型コロナウイルスの症例でも、このビタミンD_3が効果があったという報告がありました。ビタミンD_3の血中濃度が低い人は重症化しやすい。反対に、血中濃度がある程度高い人は、軽症で済んでいる。つまり、ビタミンD_3が体の抵抗力を高めるという話にはエビデンスがあるようです。

このビタミンD_3が、コロナに作用するしくみにも、実はエクソソームが関係しているのではないかとわれわれは考えていて、現在研究を進めているところです。

このビタミンD_3は、今回のコロナで改めて注目された感がありますが、実際、それまであまり話題に上ることはありませんでした。とくに健康情報に興味がある方はご存じだったかもしれませんが、ビタミンCやビタミンBのように「ビタミンD配合」をうたっている製品はあまり見かけないと思います。

日本は、がん治療でもそうですが、ビタミンやサプリメントなど標準治療以外のものはあまり認めたがらない傾向があります。しかし、他の国の人たちは、標準治療以外の民間療法なども、うまく取り入れて生活しています。このビタミンD_3にしても、その有効性が臨床研究で証明されつつあります。たんに感染症から身を守るのがビタミンD_3ではなく、おそらくはがんのようなものから身を守るためにも有効性がある、ということが、今後明らかになるかもしれません。

さらに、ビタミンD_3は、私たちの体の細胞に作用すると、ＳＯＤ３という抗酸化力を示す物質を誘導することがわかっています。私たちの体は酸化することによって老化するわけですから、抗酸化力は、アンチエイジング力でもあるわけです。病気にならない、という意味の未病という観点でも、ビタミンD_3の重要度は高いと考えます。

このように、思いもよらないウイルスの流行をきっかけに、いままで陽の当たらなかったものが見直されるということがあります。まだまだ、新しい可能性がたくさん埋もれているかもしれないのです。

エクソソームにしても、いくらコロナウイルスが大きな関心を集めようが、それと結びつけて考える人はほとんどいませんでした。でも、よく掘り下げて調べてみると、どうもエクソソームと関係があるのではないか、という可能性が出てくる。実際、そういう論文も出てきています。

きっとコロナウイルスだけでなく、エクソソームは私たちの生命活動に関連するありとあらゆるところに関わっているのではないでしょうか。おそらく、私たちがまだそれを知らないだけなのです。だからこの研究をもっともっと深めなければいけないし、広めなければいけないと思っています。

そうすれば、認知症、老化の問題にも光が見えてくるでしょうし、100歳まで元気で生きる時代がくるかもしれません。そのための方策も立ってくるのではないかと思います。

エクソソーム医薬品は、当面、どう扱われるべきか

こうしたエクソソームを利用したさまざまな治療法が、いったいいつ実用化されるようになるのかという質問をされることがよくあります。

エクソソームを医薬品として使用するためには、まず医薬品として承認を得なければなりません。当然、医薬品開発のプロセスに則って、医薬品医療機器総合機構（PMDA）の指示のもとで、その安全性、有効性、毒性を厳しく検証する必要があります。

実は、これとは別に、日本の場合、自由診療という方法が可能です。医薬品として、安全性、有効性、毒性を保証するエビデンスがまだない、でも医療に使いたいという場合は、保険不適用、すべて自費という条件で、使用することは可能です。

自由診療による治療で、実際にさまざまな疾患で苦しんでいる人を救っている例がいくらでもあります。必ずしも、保険不適用だから効果がないとか、効果が薄いというわけで

はありません。あくまで、エビデンスがない、ということなのです。

それでは、何も問題はないのかというと、それは今後しっかり検証する必要があるでしょう。

たとえば、本当にレギュレーションが守られているのかどうか。いったいどのような能力のエクソソームをどのくらい含んでいるかのは、きちんと示されていないのが現状です。いまのバイオビジネスは、自由診療でおこなわれるのが基本ですが、だからこそ、たしかな科学的なエビデンスをもとに、レギュレーションを守り、しっかりとクオリティコントロールをすることが必要だと思います。

そうしないと、副作用が出てしまうかもしれないし、期待したような効果が得られないかもしれません。だから、医薬品として開発しなければいけないのは当然ですが、現状では、あまりお勧めできない自由診療が横行しているのが現状です。だからこそ、日本再生医療学会では、エクソソームを含む培養上清、あるいはエクソソームそのもののガイドラインを作成して普及に努めています。

ぜひ、多くの方に使っていただきたいとは思うのですが、エクソソームの正規医薬品開発の道のりはまだ先が長いということになります。

コスメ業界がエクソソームに注目する理由

医療の世界での実用化については、前述したとおりですが、実はエクソソームの活用について、もう一つ重要な分野がコスメ、とくにアンチエイジングです。

コスメの業界がなぜエクソソームに注目しているかというと、皮膚の再生、髪の毛の再生に効力を発揮しそうだというエビデンスがもうすでにあるからなのです。

いわゆる〝善玉エクソソーム〟、健康な細胞から放出されたエクソソームは、さまざまな炎症を抑える、本来の健康な状態にもどす機能をもっているということができます。一言でいうと、整えてくれます。

美容の本質は「傷んだ肌をもとにもどす」ということ。少し医学的な言い方をするなら、組織を修復する、ということもできます。その組織修復を、エクソソームにやってもらおうという発想はごく自然なものなのです。

そもそも、善玉エクソソームを分泌する間葉系幹細胞は、組織修復能力があり、いわゆるティッシュエンジニアリング（生きた細胞を使って組織や臓器を人工的につくり出す）に、大きな役割を果たすものです。

つまり、炎症を抑え、鎮める、整える。その後、ちゃんとあるべき細胞の分化を誘導して、組織をもとにもどす、そういった一連の過程を一つの細胞だけでおこなっている、ちょっと不思議な細胞です。当然、その間葉系幹細胞の分身であるエクソソームにもそのような機能が備わっていると考えてもよいはずです。

実際に国内では、寝たきりの患者さんの褥瘡《じょくそう》（とこずれ）の治療に、間葉系幹細胞やそのエクソソームが使われています。それと同じことを「お肌の再生」、つまりコスメに応用することは自然の流れだと思います。

すでに複数の国内の大手化粧品メーカーが、エクソソームをベースにした化粧品を発売しています。さらに、海外のメーカーも開発を進めているという情報もあります。フランスの大手化粧品メーカーが、シミが増える原因をエクソソームで突き止め、その改善を図る天然成分を見つけることに成功したというニュースが伝わっています。

さらに、エクソソームに特化した化粧品ブランドも世界中で立ち上がっています。また、コスメ大国の韓国では、莫大な資金を投入して、エクソソームのコスメへの応用を研究し、商品開発を進める企業があらわれています。

美容だけではなく、それと並行して、多くの人を悩ませるアトピー性皮膚炎に対しても、エクソソームに注目が集まっているという状況です。しかし、まだまだ研究が必要です。われわれは、大手化粧品メーカーから外来研究員として出向している伊藤千尋《ちひろ》研究員とエクソソームのもつ皮膚再生メカニズム解明の研究をおこなっている最中です。とくに皮膚の老化や炎症、こうしたさまざまなトラブルの解決に、どこまでエクソソームがサイエンスの光を当てられるか、これからに期待しましょう。

美容というものは、アンチエイジングの一分野ともいえます。いかにして、老化を防ぐか。老化を遅らせることができるか。抑えることができるか。これは、人間にとって永遠のテーマだろうと思います。

「老化」の正体を一言でいうと…

私は、医学研究者という立場から、人間の老化は、血管の老化であると思っています。血管を若々しく保つ効果をもつエクソソームがあることは、間違いありません。間葉系幹細胞のエクソソームは、血管内皮細胞の増殖を促進するなどのはたらきがあることがわかっています。

このようなアンチエイジングへのエクソソームの応用は、これからますます盛んになっていくでしょう。

私自身も、いま、実業家の西平隆社長にご紹介いただいたアンチエイジングの第一人者であるビル・アンドリュース博士と共同研究をするために、情報交換を進めています。

彼は、30年以上バイオテクノロジーを研究している世界的研究者で、とくに近年はヒト細胞におけるテロメア短縮というものに焦点を当て、人間の寿命を延長する方法を探索しています。

テロメアとは、染色体の末端にある構造なのですが、細胞が分裂するごとに短くなっていきます。そしてある長さ以下になると、細胞はそれ以上分裂できなくなる。つまり、老化とともにどんどん短くなっていく、タイムキーパーのようなものなのです。ビル博士は、このテロメアをもとに戻す働きをするテロメレースというものを考案しました、

私は、これはおそらくエクソソームとも非常に深い関係があると思っています。なぜなら、エクソソームは、細胞の若返りを誘導する能力をもっています。いま、進めているのは、ひょっとしたらエクソソームによって、テロメアが短くなることを阻止するようなことができるのではないか、という研究です。まだ情報交換の段階ですかが、これは私にとっても楽しみな研究になりそうな予感がしています。

5章 エクソソームを豊富に含む食品で健康を守る

健康な人にも重要なエクソソーム

われわれはいま、がんの予防、治療にエクソソームを利用していこうと研究を進めています。そしてその方法は、がん以外のさまざまな疾患にも有効なはずだと、いくつかの突破口を見つけたところです。

しかし、思い出してほしいのは、エクソソームはがんや疾患に特異的な現象ではないということ。私たちの健康な細胞も、エクソソームを分泌し続けている。私たち人間だけではなく、さまざまな生物もエクソソームを分泌して、しかも、それをわれわれがいままで気がつかなかったようなやり方で、コミュニケーションツールとして使いこなしているらしい、ということです。つまり、私たちは、がんや疾患ではない、普段の、健康なときにも、つねにエクソソームを利用しているのです。

私たちは、生きるために食べ物や飲み物を口に入れます。これらにも、当然、エクソソームが含まれています。

たとえば、赤ちゃんがミルクを飲む。私たちがグレープフルーツを食べる。そこに含まれるエクソソームは、胃酸では分解されず腸管にいき、腸管から吸収されて、一定期間血液とともに体のなかを回るそうです。それが、特定の臓器に取り込まれている、ということもあるかもしれません。すでにご説明したとおり、植物も私たちと同じように、遺伝子の発現を調整するノンコーディングRNAをもっています。

グレープフルーツに限ったことではないのですが、私たちが、なぜ食べ物を食べるのか、瑞々《みずみず》しいフルーツを欲するのか、その理由は、ただ単に、美味しいから、甘いから、あるいは体がビタミンを欲しているから、ということだけではないのかもしれません。私たちはエクソソームを食べ物から摂ることで、体の機能、臓器の機能を調整しているのではないか。私はいま、そのように考えています。

2章で触れたとおり、お母さんの母乳に含まれるエクソソームが、赤ちゃんの免疫機能を発達させていることを、私たちは見つけました。

あらゆる物に、エクソソームはあります。動物にも植物にも、ノンコーディングRNAはあります。私たちが、それらを食するということは、その情報を体のなかに取り入れる、という一面が確かにあるのです。つまり、私たちは、人間以外の、種の異なる生物からエクソソームを経口で摂取することによって、私たちにはない何かを得ようとしているのかもしれないのです。

エクソソームは、多様な経路で体内に取り込まれる

食べ物だけではありません。たとえば、森林浴。私たちは自然のなかに身を置くことによって、心がリラックスするだけでなく、体にもよい影響があることがわかっています。

おそらく森のなかには植物が発する樹液のなかのエクソソームや、土のなかの昆虫、微生物が発するエクソソームが、たくさんあるはずです。それを私たちは吸い込むことで、神経にもよい作用がある。体にもよい影響がある。それはひょっとしたら、樹木や森がもっているエクソソームのパワーかもしれません。

そうしたことが、これからどんどん明らかになるかもしれません。

いままで、誰もそんなことを考えもしなかったし、スポットが当たることもありませんでした。しかし、がん細胞もそうであったように、私たちの身近にいる人間以外の生物、私たちの生活のなかに溶け込んでいる植物でさえ、私たちの体に影響を与えているかもしれない。私たちは、ただ見ているだけでなく、エクソソームを吸い込んでいる。ときには、食べることで、さまざまなかたちでそれを摂取しているのかもしれないのです。

考えてみれば、私たち人類は太古の昔から、自然界からつねに恵みを受けながら活動し、進化もしてきたわけです。木の実を食べ、植物を食べ、海藻を食べてきました。それらのなかには、必ずエクソソームが存在していたはずです。

エクソソームはあらゆる食べ物のなかに存在しています。グレープフルーツにもあるし、海藻にもある。ブルーベリーにもお茶にも、何にでもあるのです。

だから、私たちが口にするもの、食べるものというのは、とても重要です。私たちがどんなものを食べるか、食生活というものはいかに大切かということを、改めて感じます。

旬の食べ物は、エクソソームも豊富に含まれる

食についてよくいわれることは、旬の食べ物を食べましょう、ということです。旬のも

のは美味しいだけでなく、栄養も豊富なのです、と。

たしかに、野菜や果物は、旬の時期になるとビタミンなどの栄養素がより多く含まれるようになります。実はエクソソームもそうなのです。

たとえば、トマト。トマトは、いまでは一年中食べることができます。でも、温室やビニールハウスで育ったトマトと、露地栽培で燦々《さんさん》と太陽を浴びて育ったトマトでは、エクソソームの数がぜんぜん違うのです。マイクロRNAの量も違います。

これは、まさしく「自然の恵み」というものの、エビデンスだろうと思います。

私たちが旬の野菜や果物を食べたくなるのは、その植物がもっているエクソソームを利用して、私たちの臓器の機能を整え、健康な状態を保とうとしているのかもしれない。あるいは免疫機能を調整しようとしているのかもしれない、そう考えています。

いま、栽培や流通が発達して、いつでもトマトを食べることができる、イチゴを食べることができる。けれども、昔はある一定の時期にしか食べられなかったのです。それがなぜ貴重なのかというと、その時期に、いろいろなものがマキシマムになるからなのです。

ところが人間は、その恩恵を捨て去って、効率や利便性に身を委ね、いつでも同じものが食べられると思っていますが、果たしてそうなのでしょうか。

栄養価はたいして変わらないじゃないか、というかもしれません。ビタミンだって大差はないじゃないかと。

でも、本当の意味の栄養は果たしてそうなのでしょうか。本当にそれだけだろうか、という疑問が出てくるのです。

トマトにもエクソソームが含まれています。いままで、私たちはそれを見ることができませんでした。知ることはできませんでした。

トマトだけではなく、あらゆる野菜、果物、あるいは、体内のバクテリア、乳酸菌、酵母、納豆菌など、さまざまなものがエクソソームを出しています。

そういったものを前に、私たちがエクソソームを通して見えてくるものというのは、病気、疾患だけではなく、いまある生活、いまある私たちの基本、つまり食に関しても、新しいビジョンが見えてくるだろうと、私は思っています。

ですから、エクソソームという新しい観点から食を捉えたときに、われわれが今後どのようなものを開発できるのか、とても興味がありますし、期待がもたれている分野として、やはり考えていかなければいけないと思っています。

食品会社も、エクソソームに注目

そういう意味で、われわれも医療の分野にとどまらず、食品開発の分野でも民間企業とコラボレーションしながら何かできることはないかと考えています。

すでにいくつかの企業と共同研究を進めてきました。

たとえば、サントリー株式会社。サントリーはビールやウイスキーが有名ですが、サントリービバレッジでは、健康を意識したさまざまな製品を開発しています。また、サントリーがもともともっているビール酵母が分泌するエクソソームにも着目していて、食品のなかにうまく取り入れて、健康に役立つ商品ができないかと研究を始めています。

また、キユーピー株式会社。マヨネーズの会社というイメージがありますが、実は野菜や、ジャムの原料となるフルーツの取り扱いも多いのだそうです。

キユーピーでは、ブドウ、グレープフルーツ、生姜《しようが》、卵などのなかに含まれるエクソソーム、つまり人間以外の動物や植物由来のエクソソームを、いかに人間の健康に役立てるか、を考えています。あくまでも食材として食べて健康になる、ということを基本に考え、サプリメントなどではなく、植物のもっているエクソソームをもっとうまく利用する方法はないだろうか、という観点で研究を進めています。

そのために、なぜ彼らは私たちと同じようにエクソソームのような粒子をもっているのか、その意義を研究しながら、それを人間のために役立てようとしているのです。この研究は、東京大学出身でキユーピー株式会社の大塚蔵嵩《くらたか》博士（東京医科大学、外来研究員）が中心となって進めており、人工知能をベースにした新たな食品開発が近い将来、実現することになるでしょう。われわれの食卓もエクソソームで革命が起きるかもしれません。

発酵食品の健康成分はアミノ酸だけではない

このように、エクソソームと食品についての研究を進めるうちに、われわれは「発酵」という食文化に注目するようになりました。

発酵といえば、日本の伝統的な食文化には欠かせない要素です。醬油、味噌、納豆、お漬物から、くさやのような地方の食まで、発酵は私たちの暮らしの隅々に根付いています。日本だけでなく、世界に目を向けても、チーズ、ヨーグルト、キムチなど、発酵食は地球のいたるところに存在します。

発酵とは、酵母菌や乳酸菌など微生物が、物質を分解して、栄養素を生み出すこと。たとえば、デンプンを糖に変えたり、たんぱく質をアミノ酸に変えたりすることだと、理解されていました。

しかし、微生物はただ分解しているだけではない、ということが次第にわかってきました。微生物そのものが、栄養素から何らかの影響を受けて、〝よいエクソソーム〟を分泌していることがわかったのです。

発酵食品のなかには、よいエクソソームが豊富に含まれています。私たちがいつも食べている、味噌のなかにも、醤油のなかにもあるはずです。発酵食品ですから、日本酒のなかにもあります。

このような発酵食品の恩恵を、私たち人類は昔からずっと受けてきているのです。それは、「旨味」や「アミノ酸」のことだと理解してきました。ところが、それだけではなかったのです。そもそもこの微生物が、よいエクソソームを出している。それを私たちが食べる。つまり、経口で摂取する。それによって、私たちの体の何かが変化する、ということが起きているのではないかと、考えられるのです。

醸造過程でエクソソームを増加させた「日本酒」も登場

われわれはいま、この「発酵とエクソソーム」に注目して、健康によい飲料を開発しようと研究しています。

東京医科大学の客員研究員の村中麻生《あさお》先生のご紹介で、日本酒の蔵元・旭酒造の櫻井博《さくらいひろ》志《し》会長と共同で、発酵の過程で生じる酵母のエクソソームの研究を始めました。

この日本酒の発酵の過程で生じるエクソソームには、動物実験の結果、免疫力を高める、皮膚の老化を抑止するなど、いくつかの効果が認められました。

発酵の過程で、原料となるお米の栄養分を麹《こうじ》菌が消化します。そこから出る栄養素によって、酵母が影響を受けます。これがエクソソームのもとです。この酵母が増える段階で、体にいいエクソソームがたくさん出ます。それが昔ながらの日本酒の醸造工程です。

しかし、残念なことに日本人はお酒の味に関して、雑味を嫌うようになってしまった。純粋なものを求めるがゆえに、雑味を捨て去ってしまった。それは、エクソソームを捨ててしまっている、ということでもあるのです。

ですから、通常の米を磨き上げた日本酒にはエクソソームはわずかしか含まれていません。それは雑味だから、という理由で、取り除かれてしまっていたのです。

より原酒に近いもの、濁り酒やどぶろくのようなものには、エクソソームがどっさりと含まれています。でも、たしかにそれは洗練された味ではありませんね。

こうした発酵に由来する有用なエクソソームは日本酒だけではありません。たとえば甘酒にも体に良い効果を表すエクソソームがたくさんある証拠が出てきています。甘酒なら、発酵の恵みであるエクソソームを子供から大人までじょうずに日常の生活に取り入れることができます。そして知らず知らずのうちに健康を維持できるしくみが生まれることになるのです。

発酵食品は日本に限らず、世界の伝統食には必ずといってよいほど見られるものです。発酵は私たち人間にとって、身近なものであり、十分に理解していたはずだったのですが、いま、その発酵にもエクソソームが関与していることがわかってきました。新しい知識によって、昔ながらの知恵に改めてスポットが当たったともいえます。

新型コロナ対策に有効と推測される発酵食品とは

実はこの発酵の話は、思わぬところで新型コロナウイルスと結びついています。

新型コロナウイルスは、ＡＣＥ２という細胞表面のレセプターを介して、細胞に侵入します。ですから、このＡＣＥ２を阻害する薬があれば、コロナ感染防止に有効だろうということで、ＡＣＥ２阻害薬がいま盛んに開発されています。

実は、このＡＣＥ２阻害効果のある発酵食品は案外多いのです。最も有力なものは味噌です。おそらく麴にもあるでしょう。ということは、酒麴、甘酒、などにもあります。

甘酒は飲む点滴、といわれますが、甘酒を飲む、という日常の行為は、アミノ酸を摂るだけではなく、ＡＣＥ２阻害剤を摂っているかもしれないのです。

このように、発酵食品にはＡＣＥ２阻害効果があるものがたくさんあります。発酵は、古代から人類が培ってきた暮らしの知恵です。発酵食品は体にいいといわれるのは、なぜかといえば、結局はエクソソームなのではないかと考えています。

私たちが発酵食品を食生活に取り入れることによって健康を保ってきたのは、エクソソームを経口で摂り入れていた、ということなのではないか。昔ながらの人類の知恵である発酵というものを、そのように捉えることもできるのです。

実は昔から私たちが続けてきた食生活が、感染症対策にもなっているわけです。味噌汁を飲む。大豆食品を食べる。もちろん豆腐でもいいのです。大豆製品は、ＡＣＥ２阻害活性がとても高いのです。

　ですから、いまわれわれがさまざまな食品メーカーと研究を続けているのは、エクソソームをより正しいかたちで体に摂り入れるにはどうしたらよいのか、どのような食品を、どのように摂取したら、より健康になれるのか、あるいは病気を防げる体にできるのか、ウイルス感染を防ぐことができるのか、ということ。

　これからはウイルスと共存する社会ということを考えなければいけないという人もいますが、実は、こういったところにヒントがあるのではないかと思っています。

　日本人は古くから、発酵はもちろんですが、お茶や海産物も好んで食してきました。お茶の茶カテキン、エピガロカテキンなどのポリフェノールを主体とする有効成分は有名ですが、ここにもＡＣＥ２阻害活性があることがわかっています。

　あるいは海藻にも同様の事実が明らかになっています。秋田大学の研究者は、土壌の微生物にもこうしたＡＣＥ２阻害効果をもつ物質を産生することを報告しています。

　われわれの生活のなかに、新型の感染症にも対抗できるしくみがあったことは、本当に驚きです。

エクソソームを利用することは、食の原点回帰になる？

このように、エクソソームという新しい視点を得ることで、実は、いままで私たち捨て去っていたものがとても大切なものだったのではないかと、気づくことがあります。

たとえば、ビールをつくるときの酵母の死骸のかたまりからできた胃腸薬があります。ビール酵母には、よいエクソソームがたくさん含まれていて、その残り滓《かす》にもやはりどっさりとエクソソームが含まれています。

日本酒の場合は酒粕です。日本酒は、米を研《と》いでつくります。昔は、どぶろくといって濁ったまま呑んでいました。このなかには、たっぷりとエクソソームが含まれていたのです。文明が発達するにしたがって、雑味をどんどん取り去っていく。いままで、雑味といわれていたものを取り去る、ということは、エクソソームもそのなかに捨てられていたわけです。われわれはこれを調べ直して、もう一度もとにもどそうとしています。

ですから、エクソソームに注目することは、ある意味、原点回帰でもあるのです。そこがまた食の基本なのだと思います。

人間が食を疎《おろそ》かにしてきた、ということは、われわれがん研究者の立場から見ても、やはり実感せざるを得ないところです。昔に比べて若い世代にがんが増えてきた、ということも、きっと食と無関係ではないでしょう。いま、食をもう一度、見つめ直すということが必要なのだろうと思います。

新型コロナウイルスは猛威を振るいましたが、これからもどんどん新しい感染症が人類を襲うでしょう。

こうしたウイルスに感染しないために、また、日ごろから病気にかからないように体に気をつける、いわゆる「未病」の状態で留めるために、私たちは何をしたらいいのか。一つ明らかになったのは、昔からある食生活を見直す、ということだと思います。

発酵食品を日ごろからたくさん摂る、大豆製品を摂る、旬の野菜を食べる、このような生活によって、私たちはきっと健康を保つことができるはずです。

終章 医療に革新をもたらし生命へのアプローチも変わる

人体の生命活動の隅々に及ぶエクソソーム

エクソソームと人間、あるいは生物との関わりは、私たちが思う以上に、壮大なものかもしれない、そう思うことがあります。

たとえば、遺伝。親から子への遺伝情報の垂直伝達、これは生殖活動ですから、生殖行動を通しておこなわれます。それ以外の水平伝達、細胞間、個体間のコミュニケーションに、エクソソームが重要な役割を担っている。このことについては、冒頭にも触れましたし、この本のなかでも折に触れ書いてきました。

しかし、実は遺伝子の垂直伝達でさえ、エクソソームが関係している、ということが明らかになっています。生殖の瞬間、受精においても、エクソソームが使われているのです。受精がおこなわれるとき、精子は卵子に向かって泳いでいきます。このとき、卵子の周りにある卵丘細胞からプロゲステロンという女性ホルモンが分泌されます。これを精子が受け取ることで、卵子に向かって泳いでいけるようになります。

実は、精子はそのままではこのプロゲステロンを受け取れません。射精のときに混じり合う体液の一つである前立腺液のなかにあるエクソソームを、自分の〝首〟のところにバインディングすることで、プロゲステロンを受け取ることができるようになります。このエクソソームは、以前はプロスタソームという名称で呼ばれていましたが、現在では、一般的なエクソソームと同じものであることがわかっています。

このように、受精という生命の根源においてさえも、エクソソームが使われていた。ずっと使われてきた。私たちがそれを知らなかっただけなのです。

こうしたことが明らかになることは、生命のしくみが垣間見えるという一方で、実際的なメリットもあります。

たとえば不妊治療。なかでも男性不妊の場合、このエクソソームに機能不全があることで妊娠に至らない、という可能性も考えられることになります。

いままでの不妊治療は、男性に関しては精子の数を調べる。動きが活発かどうかを調べる。尻尾がきれいについているかどうかを調べる。その程度です。それで問題なければ、「(原因は) 奥様のほうですね」と判断されます。それは、いままでエクソソームという概念がなかったからです。

たとえ精子の数が揃っていて、運動が正常であっても、エクソソームをバインディングできなければ意味がありません。精子は正常で、エクソソームをバインディングできても、そのエクソソームのほうにプロテステロンを受け取る能力がなければ、同じことです。さらに、前立腺液中にエクソソームがなければ、やはり、男性不妊の原因になります。そのようなしくみは、まだ十分に解明されていません。これから徐々に新しいメスがはいっていくことでしょう。

現在の治療では、男性不妊を治す、あるいは受精率を上げるために、中医薬（生薬）が使われることがありますが、これはもしかするとエクソソームを増やしたり、その機能を高めたりする働きがあるのかもしれません。

そこを解明していくことも、また新しい扉を開けることになるかもしれません。そういった空想が次々と広がっていきます。

生命進化の謎もエクソソームで説明できる？

そんなわれわれの空想が、どこまで広がっていくのかというと、いま、見えているのは生物の進化です。

いま、バクテリアのような細菌やウイルスもエクソソームを使っています。だとするならば、生物がバクテリアから進化していく過程で、エクソソームがきっと使われていたのではないでしょうか。

進化の過程とは、ゲノムの多様性を広げていく、ということです。それはコミュニケーション、つまり、自分のゲノムを他者に分与するというプロセスが必要です。でも、太古の海のなかのバクテリアにそれができただろうかと考えると、そう簡単ではなかったはずです。海水のなかでは、ゲノムは壊れてしまうからです。

どうしたら、ゲノムを壊さずに伝えることができるか。そのとき、エクソソームが使えなかっただろうか。

なぜ、こんな空想をするかというと、エクソソームには一つ興味深い性質があるのです。それはどんなエクソソームも大きさがほぼ同じであるということ。私たち人間も、昆虫も酵母も、乳酸菌も、グレープフルーツも、あるいは母乳に含まれるエクソソームも、その粒子の直径は約100ナノメートルです。細胞の大きさは、生物によってまちまちです。私たち人間の細胞に限っても、部位によってまちまちです。でも、エクソソームの大きさはほぼ同じです。人間だけでなく、種が違っても、大きさは同じなのです。

さらに、われわれの研究の過程で、エクソソームにはマイクロRNAやたんぱく質だけではなく、DNAも入っていることがわかったのです。入っている、というよりも、DNAもエクソソームによって運ばれている。実はこのエクソソームが運ぶDNAはとても興味深いもので、実はエクソソームにはもう一つのはたらき、活性をもっているのです。

それはレトロトランスポゾンというもので、ごく簡単にいうと、相手のゲノムに、あるゲノムの断片を組み込む酵素です。エクソソームがレトロトランスポゾン因子をもっていることがボストンの研究チームから報告されたときには、「え？　これはいったいどういうこと？」と思わず考え込んでしまいました。

そこで想像をたくましくすると、おそらくこういうことが可能なのではないか。つまり、古代の海のなかで、バクテリアはエクソソームにゲノム断片を入れて放出する。このエクソソームにはレトロトランスポゾン因子があるので、そのゲノム断片を相手の染色体に組み込む活性がある。

そうすることによって、進化の過程で重要なプロセスの一つである、ゲノムダイバージェンシー（ゲノムの多様性）を生み出す、原動力になっているのではないだろうか。もし、そうだとすると、エクソソームこそ、進化の原動力である、ということもできるわけです。

こんな大胆な仮説を立てたのですが、データなしでは誰もなかなか信じてくれません。

その謎の一端を解き明かしてくれたのは、筑波大学の佐藤孝明教授（島津研究所・所長）が送り込んでくださった大学院生の河村有美博士（現在、シンガポールに留学）でした。

彼女は、エクソソームによってDNA断片が運ばれていることを証明するとともに、そのDNA断片ががん細胞由来であり、さらに遺伝子変異をもっている場合、その変異DNAが相手の細胞のゲノム中にレトロトランスポゾンによって組み込まれて、最終的には細胞のがん化現象を起こすことを示したのです。見事に仮説が証明されたわけです。

がんの転移は、もちろんがん細胞自身が離れた臓器に移動して増殖する現象ですが、このように、がん細胞はエクソソームを介して、周囲や遠隔にいる正常細胞に変異DNA断片を届けることで、相手も細胞にゲノム不安定性というがん転移の第一プロセスを果たしているのかもしれません。

まさに遺伝情報の水平伝達がエクソソームによって成し遂げられていたのです。でも進化のプロセスにエクソソームがどれだけ寄与したかの本当の意味での証明はまだまだこれからです。

生命科学に新しい視点をもたらしたエクソソーム

医学や生物学がこれまでたどってきた歴史は、さまざまな発見によって、過去の概念が塗り替えられていく歴史でした。そしてこれからも、それは続いていくのだろうと思います。

そういった意味では、歴史上いかに立派な学者、研究者がいたとしても、私たち人類が理解していることはまだほんのわずかでしかない。それをいま、一つ一つ広げていく途中なのだろうと思います。たとえば、ｉＰＳ細胞もそうでしょうし、エクソソームもきっとそうです。

その過程で、私たちはいつも意外な真実に驚かされることとなります。ｉＰＳ細胞から私たちが感じるものは、再生医療の進歩というよりもむしろ、細胞って終末分化を遂げたはずなのに、わずかな遺伝子だけでドラマチックにその運命が変わってしまうものなんだ、細胞の運命なんて、けっこう自由度の高い存在なのだな、そんな驚きです。

エクソソームの驚きは、ただの価値のない〝ゴミ箱〟だと思っていたものが、私たちの健康な生理状態においても、あるいはそこから大きく逸脱した疾患の状態においても、巧妙なコミュニケーション手段として機能していた、ということ。その新しい知見をもとに私たち自身、人間というものの存在をより深く理解することももちろん大事ですが、エクソソームは、私たちがいままで理解してきた概念をがらりと変えてしまうものなのかもしれない、そのことの意味は大きいと思っています。

それはただ、がんというものの理解、疾患の理解だけではありません。細胞がコミュニケーションしてきた、情報を伝達してきたということ、しかもその情報伝達の仕方が、たんぱく質を超え、ノンコーディングRNAを利用している。すべての設計図がゲノムだといわれていたけれど、実際にエクソソームがゲノムの断片を運んでいる。そしてそのゲノムの断片を、相手の染色体に組み込む役目をする、トランスポゼースという活性をもっている。すなわちレトロトランスポゾン因子をもっている。

考えてみれば、それは当然のことかもしれません。なぜなら、私たちの生命は、エクソソームを使うことによって進化してきました。しかもその進化の仕方は、ゲノムの多様性を広げる、つまり、自分から他へ、ゲノムを受け渡すことがベースになっています。だからこそ、私たち人間の細胞も、あるいは人間以外の生き物、昆虫や植物も、エクソソームを使うなんて当たり前のことなのかもしれません。

当たり前だからこそ、逆に人間の疾患、がんも含めたあらゆる疾患にエクソソームが関わっている、ということがあっても、けっしておかしくない。

それでも、まだすべてが解かれているわけではありません。すべてがエクソソームではないかもしれないけれども、新型コロナウイルスでさえ、おそらくエクソソームを使って体のなかで伝播している。自分が生き延びるために勢力を広げている。そう考えると、これは非常に幅の広い概念になるのではないかと思います。

ゲノムは想像以上に影響を受けやすいという事実

1章で、マツノマダラカミキリの例を挙げましたが、人間と他の動物、動物と植物というような異種間のRNA交換というものは、私たちが考える以上に頻繁に起こっているのではないかと思います。

たとえば、われわれが研究のためにがん細胞を入手して、これを培養します。最初の培養をプライマリーカルチャー（初代培養）といいますが、この培養液に10％の動物血清を入れます。理由は、増殖が良くなるからです。それがないと、あまり増殖しません。つまり、なんと動物血清でヒトの細胞を培養しているわけです。動物血清中には、当然のことですが、その動物由来のエクソソームもあります。エクソソームには動物のゲノムが含まれています。エクソソームには、トランスポゾン因子がありますから、この動物血清10％で培養した結果どうなるかというと、動物のゲノムがわれわれ人間の細胞のゲノム中に挿入されてしまいます。

もう一つ例を挙げましょう。iPS細胞です。2011年にマウスからつくったiPS細胞を遺伝子的にまったく同じはずのマウスに移植した結果、免疫反応が起こってしまった。iPS細胞の発見は大きな業績ですが、これはある程度予測できたことでした。

iPS細胞は遺伝子操作をしてつくります。それだけなら問題ないのですが、これを培養するときに、他のゲノムが混じってしまう可能性があるのです。動物血清に曝露《ばくろ》しないようにはしていても、培養の方法によってはどうしても他のゲノムが混じってしまいます。だからさまざまな方法で培養していく間に、もともと自分の細胞からつくられた万能細胞なのに、同じマウスに戻したときに、自己として認められない。非自己と判断されて、拒絶された。これが、うまくいかなかった原因です。

つまり細胞というものは、意外と柔軟で、いろいろなものを取り込んでしまう。それによって、もとの細胞の状態がゲノムのレベルから変わってしまう。だから、iPS細胞がランダムな挿入を許して、変異を起こしてしまうのは当然のことでしょう。

私たちが学ばなければならないのは、そういうことです。

生物は、他のゲノムを摂り入れながら進化している？

細胞は、さまざまな情報を取り込みやすい。それを自分自身のゲノムにまで挿入してしまう。そういうしくみが存在していて、その一つがエクソソームなのです。だからエクソソームの研究の際には血清は使いません。動物由来のエクソソームがあるからです。

そういうことを考えていくと、エクソソームから私たちが学ぶべき教訓は大きいと思います。それは「共生」ということとをどう考えていくか、ということでもあるわけです。

相手のゲノムを摂り入れる、ということは、相手に近づくこと、歩み寄ることの一つのかたちなのかもしれません。なぜマツノマダラカミキリが、松の木のゲノムをもっているのかわかりません。でも、それはきっと必要なことなのでしょう。お互いにとって、いいことがあるのでしょう。それを私たちが知らないだけなのかもしれません。

私たち自身も、たとえば、体のなかにバクテリアを抱えています。あるいは、食材として、牛乳も飲むし、乳酸菌も飲む。それらが、ゲノムの配列に影響しているかもしれない。いや、むしろさまざまな配列が入っている。そう考えると、ちょっと不思議な気もします。不思議ですが、当然でもあります。エクソソームがあるわけですから、動物や植物のゲノムを、われわれヒトのゲノムに挿入している場合が、おそらくあると思います。

それを、われわれが良しとしているのか、それとも、たまたまランダムに挿入されたものなのか、それはわかりません。でも、私たちは進化するうえで、相手のゲノムを摂り入れることが必要だった。それをこれからも繰り返していくのだろうと思います。それは簡単なことのようで、本当はそう簡単なことではないのかもしれません。

がん細胞に、ないはずの「意志」を感じる理由

本書では、あたかもがんに「意志」があるかのような表現が何度も出てきます。

私も分子生物学者なので、本来ならばそんなことは考えないはずですが、がん細胞の振る舞いについて語るとき、なぜか、そのような表現をしてしまうのです。

私たちの体のなかで、日々細胞が活動をしているわけですが、正常で何も問題のない細胞の活動というものは、あまり表には出てきません。つまり、普段私たちの意識に上ることはないわけです。

ところががん細胞というものは、非常に表情を表します。がんが体のなかで活動すると、痛い、苦しい、挙句に人の命を奪うこともある。とんでもない無謀な振る舞いを、人の体のなかでやってる奴がいる、そう思わざるを得ないのです。

そいつらは、本来は自分の正常な細胞だったはずなのに、あたかもまったく別の性質の細胞に生まれ変わってしまったかのように好き放題やっている。通常の私たちのシステムをかいくぐって、ものすごく邪悪な意志をもっているような行動をする。そして患者さん本人も、周囲の人々も、たいへん悲惨な状況に陥れるわけです。

もともとは正常な細胞であったはずなので、人間の宿命ではあるのだけれど、でも何かそこに、単にサイエンスでは割り切れないものがたしかにある。その割り切れないものの一つが、おそらくエクソソームだったのだろうと思うのです。それが、ようやく一つわかったのです。

そのエクソソームの振る舞いを見ていると、あたかもがん細胞に操られている〝操り人形〟なのだけれども、それはものすごく強力で、倒しても倒しても次々とやってくる。まるでがん細胞が、意志をもって送り出しているように感じられてしまうのです。

彼らが示すのは、生き延びる意志です。しかし、生き延びたいのであれば、宿主を攻撃せずにとどめておけばよいのに、最終的には宿主まで滅ぼしてしまう。患者さんの命をうばってしまうわけです。

科学が切り開く、人類の歴史と運命

これは非常に不思議に感じるところです。たしかにいま、がんはコントロールできるといわれるようになり、生存率も上がっていますが、それでもまだまだがんで亡くなる患者さんは多い。転移の結果、命を落とす患者さんはたくさんいるのです。

がん細胞は、自分が生き延びるために次々と臓器を渡り歩くことで、自分の生存を確保するのだけれど、結局そのことが、自分自身を破滅に導く。そういう意味では、がん細胞について、まだ知らないことがたくさんあるのだと思います。

だから、私たちはそのことを謙虚に受けとめ、もっともっと深く理解しようとするべきなのだろうと思います。そして最後には、なんだやっぱりただの細胞なんだな、ということに、たぶん、なるのだと思います。そして、そのときはおそらく、人類ががんを克服できているときだろうと思います。

でも、それまでにはまだ、多くの時間がかかると思います。なぜなら、新しい技術が生まれてサイエンスが進歩する、それには、まだまだ時間と、お金と、たくさんの人の努力が必要だからです。

もしも、エクソソームがもっと前に発見されていれば、30年前にわかっていれば、という人がいますが、それは仕方がないことです。エクソソームを検知する技術がなかったのですから。

いま、われわれはそれを手にしています。そして、一つ一つ、いままでわからなかったことを明らかにしています。これがずっと人類がたどってきた歴史なのだろうと思います。サイエンスという英知の最前線を利用して、病気や老化といった生理的な変化と戦っていくんだろうと思います。

だから、将来もっともっといろいろなことがわかるかもしれない。われわれがいま、エクソソームを知って、こんなことがあったのか、ぜんぜん知らなかったな、と思っているようなことが、将来もあるかもしれない。そういうものを、一つでも多く見つける。それがサイエンスの本質なのでしょう。

でもそれは一朝一夕にはできない。やっぱり一歩一歩やっていくしかない、その絶え間ない努力というものが、大事なのだろうと思います。

医療のストリームは「がんとの共存」

エクソソームから学ぶべき教訓が「共生」だとすれば、私は、がんが得体の知れない大きな敵だと認識したうえで、あえて共存という関わり方を目指すべきだろうと思っています。

がんを患者さんの体から完全になくしてしまう。ゼロにする。もちろんそれができればベストです。これが、根治ということですから。

それは、早期発見して外科手術をすれば実際に可能です。しかし、がんで亡くなる患者さんはまだいらっしゃいます。

人間の英知によってゲノムを解読し、たんぱく質を理解し、RNAを理解して、いろいろな攻撃を仕掛けてきたわけですが、結局、人類はまだがんに勝ててはいないのです。

もちろん、人間がやってきたことは間違ってはいないし、やり方もまずくなかった、サイエンスは確実に進歩してきました。それはたしかです。でも、それでも相手を100%倒せるような強力な武器を手に入れられるわけではない。そのことを、十分に私たちは理解したわけです。もう、同じことを繰り返すほど、人類は無知ではありません。

アメリカではもう、ビタミンD_3のような免疫力を高める研究に力を入れることで、がんになっても、がんと共存して長く生きられるような道を必死で見つけようとしています。あるいは、がんにならない体をつくるために、予防の医療にすごくお金をかけようとしています。これからは、サイエンスはそういった方向にいくでしょう。

だから、われわれはがんと共存する、ということを考えなければいけないと思います。

あとがき

いま振り返ると、改めて２００７年のロトバル博士の論文の意義は大きかったと思います。それまで、われわれがん研究者や細胞生物学者は、たんぱく質が細胞間のコミュニケーションの基本だと考えていました。たとえばがんの転移さえも、すべてをそれで理解しようとしてきたのです。

しかし、あの論文以来、多くの研究者がエクソソームあるいはマイクロＲＮＡに発想の起点を切り替えている、それは、それまでの知識ではどうしても説明できないことが、やはりあったということです。

いままでの知識や研究のすべてを否定するものではないけれど、それまで誰も目を向けてこなかった、まったく異なるシステムがあった。ロトバル博士のたった一つの論文で、世界中がそのことを認識し、そして、その意味をより新しいものとして再構築しながら、価値を高めてきた、それがこの十数年間です。

現在のエクソソーム研究の隆盛をエクソソームの名付けの親（母）であるジョンストン博士が見ることがもしできたら、どれほど誇りに思ってくださることでしょう。

あの論文をきっかけとして、世界中が、いままで常識だと思っていたこと、ひょっとしたらこれがすべてだと思ってきたことに、まったく新しい概念を加えることができた。そして、それが単に正常な細胞間でおこなわれているいわゆる情報伝達システムを超えて、生物の進化から、疾患の成り立ち、浸潤、悪性化など、さまざまな局面に関わっているということがわかってきたのです。

この事実を受け入れるなら、いま、改めてこの新しいシステムを過去の事象に当てはめてみることも可能だろうと思います。そうしてみると、おそらく思い浮かぶ事象の半分くらい、あるいはそれ以上が、実はエクソソームによって支配されている現象だったんだろうな、などと思うことがあるのです。

思い返せば２００７年、真夜中にロトバル博士の論文を読みながら私がはたと思ったことは、すごいな、という思いとともに、自分がいままでやってきたことや信じていた現象のメカニズムが実は間違っていたのではないかという、ものすごい恐怖感でした。

実は、自分たちがそれまで証明してきたことは、たしかに正しいように見えても、そこにはいくつかの矛盾がつねにあったのです。１００％の証明などできるわけがない、とどこかで思っていたかもしれません。そんなふうに、われわれが矛盾を感じていたことのなかには、実はそれはエクソソームだったのか、あるいはマイクロＲＮＡだったのか、というものがあったのかもしれないと思います。

当時はその概念がなかったわけですから、仕方がないことだとはいえ、それはやはり科学者としての努力の足りなさなのだと痛感したのです。

そのとき、いっしょに研究していた小坂研究員と話したのは、「研究者は、いや、人間は、つねに自然科学に対して謙虚じゃなきゃいけないね」ということでした。いまはもうサイエンスははかりしれないほど謎に満ちて奥が深い。われわれにわかっているのは、これっぽっちしかないんだ。それをむりやり全部説明しようとするからどこかで破綻する。それを知ったことこそが、エクソソームに出会ったことで、われわれにもたらされた恩恵なんだ、ということです。

いま、われわれは研究を重ねてきて、さまざまな事象、がんの転移をはじめ、動脈硬化、心筋梗塞、脳梗塞さえも、最後はエクソソームで説明できるだろう。診断できる、治療できるだろうと思っています。

しかし、われわれ科学者はそれにとどまるのではなく、それがなぜできたのか、太古の海のなかで、エクソソームがどのように使われていたのかを知りたい。われわれホモサピエンスは、土壌中の微生物や体のなかにもっているバクテリアとどのようなエクソソームで交流をしているのか、それを一つ一つ解明することが科学者としての欲求であり、ロマンであり、夢でもあるのです。

それがわかれば、きっとエクソソームを研究してよかったと思うのでしょう。でもそれにはまだまだ足りない。知識も努力も技術も実験も足りない、そう思います。がんと共存する社会の実現にはまだまだやるべきことが目の前に山のようにある。そう思っています。

最後に、われわれの研究を支えてくださっている多くの皆様に心から感謝申し上げます。

「がん」は止められる

2020年8月20日　初版印刷
2020年8月30日　初版発行

著者◉落谷孝広

企画・編集◉株式会社夢の設計社
東京都新宿区山吹町261　〒162-0801
電話（03）3267-7851（編集）

発行者◉小野寺優

発行所◉株式会社河出書房新社
東京都渋谷区千駄ヶ谷2-32-2　〒151-0051
電話（03）3404-1201（営業）
http://www.kawade.co.jp/

DTP◉イールプランニング

印刷・製本◉中央精版印刷株式会社

Printed in Japan　ISBN978-4-309-50410-0